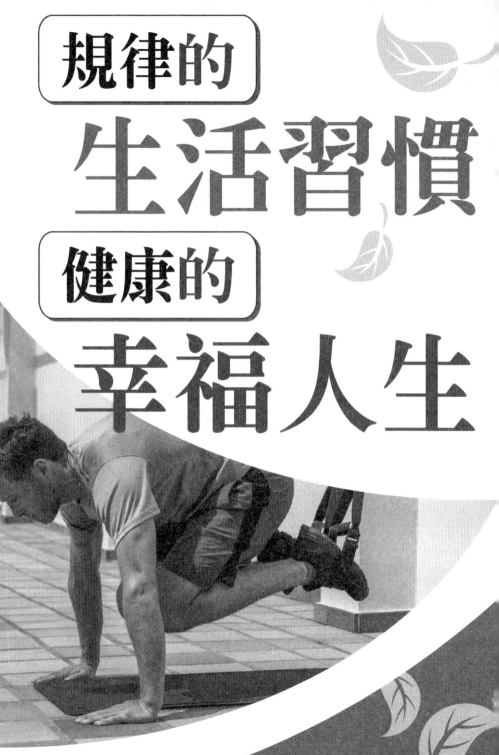

規律的

生活習慣

健康的

幸福人生

養生館 19

規律的生活習慣，健康的幸福人生

編著　丁松香
出版者　大拓文化事業有限公司
執行編輯　林秀如
封面設計　林鈺恆
內文排版　姚恩涵
總經銷　永續圖書有限公司
劃撥帳號　18669219
地址　22103 新北市汐止區大同路三段一九十四號九樓之一
TEL（〇二）八六四七—三六六三
FAX（〇二）八六四七—三六六〇
E-mail　yungjiuh@ms45.hinet.net
網址　www.foreverbooks.com.tw
法律顧問　方圓法律事務所　涂成樞律師
出版日◇二〇二〇年五月

國家圖書館出版品預行編目資料

規律的生活習慣，健康的幸福人生 / 丁松香編著.
-- 初版. -- 新北市：大拓文化, 民109.05
面；　公分. -- (養生館系列；19)
ISBN 978-986-411-117-6(平裝)
1.保健常識 2.健康法
411.1　　　109003426

♣前言

如果有人問：人生最寶貴的是什麼？許多人的回答可能是健康與快樂。叔本華說過這樣一句話：「在一切幸福中，人的健康勝過任何幸福，我們可以說一個身體健康的乞丐要比疾病纏身的國王幸福得多。」

奔波於社會、家庭和事業之間的現代人，最容易「透支」的就是健康。現代社會的人們不得不面對這樣一個局面：一方面，現代醫學使人類的平均壽命得以大幅度延長；另一方面，由於環境的惡化和生活節奏的加快，困擾人類的疾病越來越多，許多與年齡老化相關的疾病呈現出了顯著的低齡化趨勢。面對這種嚴峻的現實，我們每個人都不得不考慮自身的健康和保健的問題。

健康從哪裡來？世界衛生組織提出，「人的健康十五％取決於遺傳，十％取決於社會條件，八％取決於醫療條件，七％取決於自然環境，而六十％取決於其生活方式。」也就是說：「健康的鑰匙在自己手裡。」「最好的醫生是自己，最大的敵人也是自己。」然而，並不是每個人都知道如何採取簡便易行而又積極有效的方式來維護自身的健康。隨著物質文化生活水準的日益提高，為健康花錢已成為一般民眾的一個新的消費領域。

隨意走入任何一家健身俱樂部，映入眼簾都是寬敞氣派的健身房，高大的空間加上採光充足的落地窗，大紅色的塑膠地墊上排列著一排排的跑步機，幾名正在跑步的健身者邊看新聞邊健身。啞鈴區、舉重區、組合訓練儀器區的會員則在私人教練的指導下，進行著一系列的運動……完善的系統、人性化服務，先進的塑身美體健康理念，時尚與健身的結合，已成為目前很多關注健康的民眾常常光顧的地方。

各種媒體的相關報導顯示，目前花錢買健康已經成為一種時尚，甚至像溫泉SPA養生、中醫藥物咨詢這樣的高消費項目，也開始出現在一般民眾的生活中。但令人遺憾的是，目前一般民眾對健康消費的習慣，已形成一個錯誤的迷思，紛紛為健康花錢，而忽視對良好的生活習慣的養成，結果，往往很難取得預期的效果。

事實上，健康並不一定需要花錢才能買到。只要瞭解一些簡單的保健常識，樹立正確的保健理念，養成良好的生活習慣，只要長時間保持，就能取得花錢也買不到的神奇效果。

《規律的生活習慣，健康的幸福人生》一書，能有助於你瞭解健康的知識，增長健康的智慧，掌握健康的捷徑。如果你參照書中的建議，結合自己的情況積極採取行動，就會養成良好的健康習慣，擁有健康的體質，享受健康的人生！

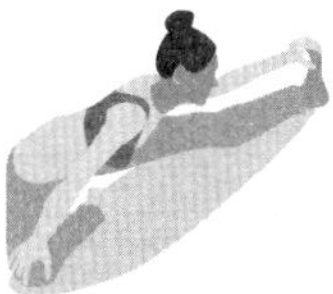

目錄

Chapter 1 營養均衡，養成良好的飲食習慣

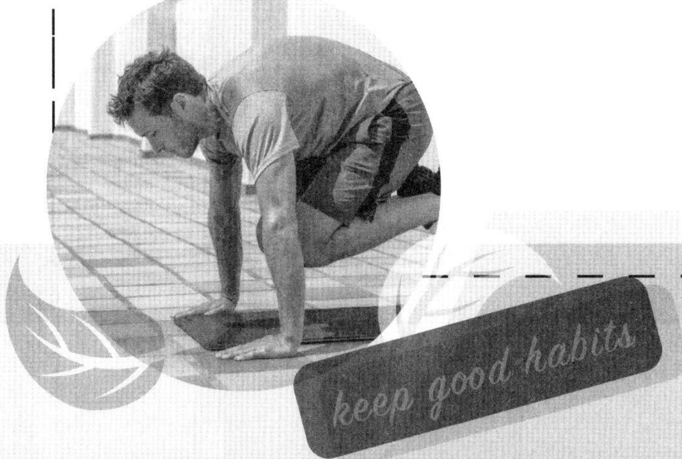
keep good habits

目錄

Chapter 2 遠離病菌，養成良好的個人衛生習慣

Chapter 3 注意細節，培養良好的日常生活習慣

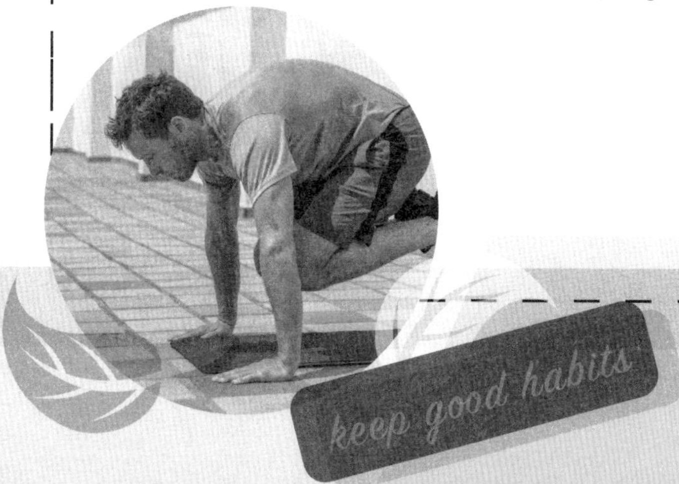

Chapter 4 美在自然，學會合宜的美膚技巧

Chapter 1

營養均衡，養成良好的飲食習慣

健康的身體有賴於每天從外界獲取均衡的營養物質。這些營養物質來自於不同種類的食物。

因此，要保持身體健康，就必須養成良好的飲食習慣，做到均衡飲食。改變不良的飲食習慣，均衡地攝入營養是預防各種疾病發生、促進身體健康的重要因素。

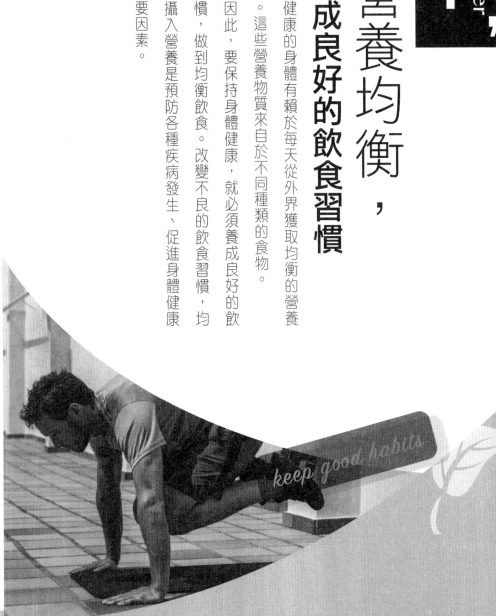

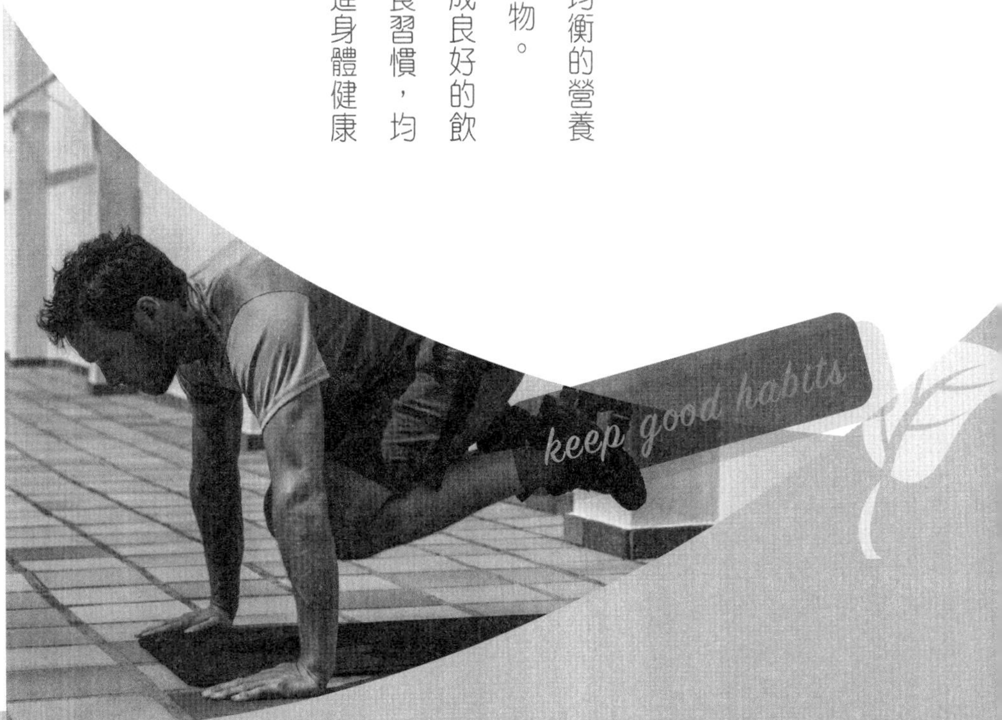

日常飲食要注重維護體內酸鹼平衡

人體的健康狀況與其體液酸鹼度有著極密切的關係。一般而言，體質強健、精力充沛的人，其體液始終保持弱鹼性；體質較差、容易精神疲乏的人，其體液常常呈酸性。

日本研究人員發現，人體體液的pH值每下降〇．一個單位，胰島素的活性就降低三十%。另有研究報導，癌細胞周圍的pH值為六．八五～六．九五，呈酸性；而免疫細胞活性最強時的pH值是七．三五～七．四五，呈弱鹼性。可是根據調查，只有十%的人pH值在此範圍內，屬於鹼性體質；而多達七十%的人是酸性體質，體液pH值經常徘徊在七．三五左右或稍低，身體是處於亞健康狀態。

酸性體質是怎樣形成的呢？我們日常生活中所吃的食物，在體內新陳代謝的過程中，會分解產生酸性物質，如蛋白質會分解產生硫酸、磷酸，脂肪會分解產生脂肪酸、乙醯乙酸等。

如果攝取高蛋白、高脂肪、高糖類等高營養的食物過多，就會使體內產生大量的酸性物質，影響體內代謝機能，長年累月之後便形成酸性體質。

我們想調節自身的酸鹼度，就要特別注意補充鹼性食物，少吃酸性食物。簡單地歸納，動物性食品中，除牛奶外，多半是酸性食品；植物性食品中，除五穀、雜糧、豆類外，多半為鹼性食品；而鹽、油、糖、咖啡、茶等，都是中性食品。但也有少數例外，例如：李子照理說應該是鹼性食品，但所含的有機酸人體不能代謝，因此會留在體內呈現酸性反應。橘子或檸檬則不同，它們含的有機酸人體可以新陳代謝，是鹼性食品。

1、強酸性：蛋黃、奶酪、白糖做的西點或柿子、烏魚子、柴魚等。

2、中酸性：火腿、雞肉、鮪魚、豬肉、鰻魚、牛羊肉、麵包、小麥、奶油等。

3、弱酸性：蘿蔔、蘋果、甘藍菜、洋蔥、豆腐等。

4、中鹼性：蘿蔔乾、大豆、胡蘿蔔、番茄、橘子、木瓜、草莓、梅乾、檸檬、菠菜等。

5、強鹼性：葡萄、茶葉、葡萄酒、海帶等。尤其是天然綠藻，富含葉綠素，是不錯的鹼性健康食品。

注意酸、鹼食物的均衡搭配，才能維護健康的體內環境。

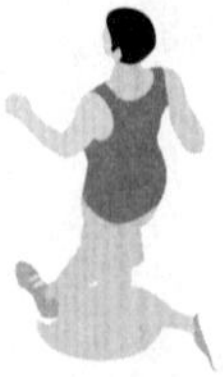

維持均衡的膳食結構

世界衛生組織統計資料顯示，先進的國家中七十%以上的死因是癌症和心腦血管病，而癌症和心血管疾病的發生，與他們不合理的飲食結構有密切的關係。因此，專家認為，我們應該充分吸取西方國家的膳食結構與疾病模式演變的經驗，提倡和堅持食用均衡的膳食結構，以減少相關疾病的發生。具體執行時應掌握以下一些原則：

1、定量的主食，要注意精糧與粗糧的結合。小米、燕麥、高粱、玉米等雜糧中的礦物質營養豐富，人體不能合成，只能靠從外界攝取，因此不能只吃菜、肉，忽視主食。

要保持能量來源以糧食為主的基本特點，並且不要越吃越精緻，一定的粗糧白米加上五穀雜糧就是最好的搭配方式。粗糧所含的微量元素多、維生素多、纖維多，

「食不厭精」不僅容易引起維生素和其他種B群維生素的缺乏，同時還容易引起維生素C和各種微量元素的缺乏，必然使纖維素的食入量減少。

纖維素是人體健康不可缺少的物質，缺乏它便容易引起便秘。而經常便秘會導致痔瘡和腸阻塞，甚至增加胃癌、直腸癌和其他消化道腫瘤的機會。

2、多吃新鮮蔬菜和水果。蔬菜和水果中纖維素比較豐富，並含有多種人體必需的維生素和礦物質，特別是綠葉菜富含維生素C和胡蘿蔔素。由於每種蔬菜和水果所含的營養素不一樣，吃的種類就要多樣化。

3、動物性食物要少吃，注意選擇。選擇動物性食物要注意兩個原則：

一是不宜多吃。雞蛋是營養豐富的食品，但不是吃得多就好。我們所需的雞蛋每天一～二個就足夠了，超過需要量腸胃便難以負擔，結果便導致消化吸收功能的障礙，引起消化不良與血脂肪過高。

二是要調整肉的種類，減少豬肉比例，增加海產和家禽食品的攝入。魚是比較好的肉類，有益於健康。日本人的膳食比較均衡，其中的一點是魚類吃得較多。雞僅次於魚，應優先食用。國人喜歡吃豬肉，這個習慣要加以改變。

4、盡量多吃黃豆和豆製品。有人擔心動物性食物吃太少，會不會營養不夠？所謂營養不夠，往往是指蛋白質不夠。一般認為在飲食中優質蛋白質應達到三分之一。魚、肉、禽、蛋等動物性食物當然是優質蛋白質，而黃豆和豆製品也是優質蛋白質。要提倡多吃豆類和豆製品。此外，還可吃些硬殼類的堅果，如花生、核桃等。

5、吃一定量的牛奶和奶類製品。目前我國人民膳食中，普遍存在著鈣的攝入量不足，而鈣是人體必需的一種重要元素，它除了參與構成人體的骨骼和牙齒外，還參與多方面的生理活動。鈣不足時，會發生一系列疾病。奶類是鈣質的最佳來源，要提倡增加奶類及其製品的攝入。

6、各種調味品，包括烹調油、鹽、糖等，適量用一些。

按照上述原則安排飲食，可以防止營養不足和營養過剩，可以讓身體更健康，預防和減少「富貴病」的發生。

食用蔬菜要注意的事項

人體中的維生素、無機鹽、微量元素和纖維素主要是來自蔬菜和水果。新鮮蔬菜含有大量人體必需的營養成分，正常人每天攝入的新鮮蔬菜量應大於四百克。各種蔬菜的成分及其含量各有不同，我們不但要經常換吃不同種類的蔬菜也可以幾種菜同時炒在一起吃，使營養素相互補充，還要注意盡可能地保存各種蔬菜的營養成分，使其更好地吸收與利用，滿足我們身體健康和需要。

因此，我們在日常生活中要注意以下飲食習慣：

一、不要久存蔬菜

新鮮的青菜，買來存放家裡不吃，便會慢慢損失一些維生素。如菠菜在二十度時放置一天，維生素C的損失就高達八十四％。若要保存蔬菜，應在避光，通風，乾燥的地方貯存。

二、不要先切菜再沖洗

在洗切青菜時，若將菜切了再沖洗，大量維生素就會流失到水中。蔬菜要隨切隨炒，不要放在水裡久泡，否則會使蔬菜中的可溶性維生素和無機鹽溶解於水中而損失。

三、一定要洗淨蔬菜

蔬菜的污染多為農藥或黴菌。進食蔬菜發生農藥中毒的事時有發生。蔬菜亦是黴菌的寄生體，黴菌大都不溶於水，甚至有的在沸水中安然無恙。它能進入蔬菜的表面幾毫米深。因此，食用蔬菜前必須用清水多洗多泡，去皮，多丟掉一些老黃腐葉，切勿吝惜，特別是生吃更應該如此，不然，將會給你的身體健康帶來危害。

四、不要丟棄了含維生素最豐富的部分

例如豆芽，有人在吃時只吃上面的芽而將豆瓣丟掉。事實上，豆瓣中含維生素C比芽的部分多二～三倍。再來就是做蔬菜餃子餡時把菜汁擠掉，維生素會損失七十％以上。正確的方法是，切好菜後用油拌好，再加鹽和調料，這樣油包菜，餡就不會出湯。

五、盡量用大火炒菜

維生素C、都怕熱，怕煮，據測定，大火快炒的菜，維生素C損失僅十七％，若炒後再燜，菜裡的維生素C將損失高達五十九％。所以炒菜要用旺火，這樣炒出來的菜，不僅色美味好，而且菜裡的營養損失也少。炒菜時加少許醋，也有利於維生素的保存。煮菜時應將水煮沸後再將菜放入，這樣可以減少維生素的損失，同時也能減輕蔬菜原有色澤的改變。還有些蔬菜如小黃瓜、萵苣、紅番茄等，最好涼拌吃。

六、燒好的菜要馬上吃

有人為節省時間，喜歡提前把菜燒好，然後在鍋裡溫著，等人來齊再吃或下頓熱著吃。其實蔬菜中的維生素，在煮好後溫熱的過程中，可損失二十五％。煮好的白菜若溫熱十五分鐘，可損失維生素C二十％；保溫三十分鐘，會再損失十％；若長到一小時，就會再損失二十％。假若青菜中的維生素C在烹調過程中損失二十％，溶解在菜湯中損失二十五％，如果再溫熱十五分鐘則會再損失二十％，共計六十五％。那麼，我們從青菜中得到的維生素C就所剩不多了。

七、吃菜時要喝湯

許多人愛吃青菜卻不愛喝菜湯，事實上，煮菜時，大部分維生素溶解在菜湯裡。以維生素C為例，小白菜炒好後，維生素C會有七十％溶解在菜湯裡，新鮮豌豆放在水裡煮沸三分鐘，維生素C有五十％溶在湯裡。

八、不要偏愛吃炒菜

有些人為了減肥不食脂肪，而偏愛和肉一起炒的蔬菜。最近，據研究人員發現，凡是含水分豐富的蔬菜，其細胞之間充滿空氣，而肉類的細胞之間卻充滿了水，所以蔬菜比肉類更容易吸收油脂，一碟炒菜所含的油脂往往比一盤炸魚或炸排骨所含的油脂還多。

九、不要吃素不吃葷

時下素食的人越來越多，這對防止動脈硬化無疑是有益的。但是不注意搭配、一味吃素也並非是福。現代科學發現吃素至少有四大害處：一是缺少必要的膽固醇，而適量的膽固醇具有抗癌作用；二是蛋白質攝入不足，這是引起消化道腫瘤與營養不良的危險因素；三是核黃素攝入量不足，會導致維生素缺乏；四是嚴重缺鋅，而鋅是保障身體免疫功能健全的一種十分重要的微量元素，一般蔬菜中都缺乏鋅。

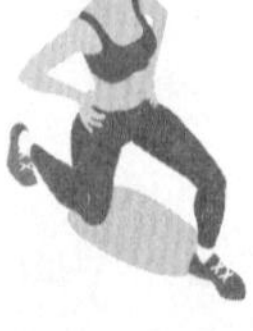

根據身體狀況選擇合適的蔬菜

各種蔬菜所含的營養素不同，而每個人的身體狀況又都因人而異。因此，可根據自己身體健康或防治某些疾病的需要，做出合適的安排與選擇。

一、一般人

應該盡量變換不同種類的蔬菜，採取「多樣化」的原則，每餐可吃二、三種新鮮蔬菜，以便從中攝取人體必需的多種營養物質。

二、青少年

多吃番茄、胡蘿蔔、花生、菜豆和豌豆等蔬菜，因為它們富含維生素C，胡蘿蔔素、糖類和蛋白質等，青少年多吃這些食物有利於促進生長發育。

三、老年人

應該多吃些茄子、番茄、洋蔥和黃瓜等。因為茄子中含有較多的維生素P，有柔軟血管壁，增加毛細血管彈性的作用，可防治老年人多發的高血壓和腦出血。番茄中含有保護血管的維生素C和番茄紅素，對老年人健康有益。洋蔥有明顯的降血脂和增強血管活性的作用，可防治老年人多發性動脈粥樣硬化和心肌梗塞。黃瓜中所含的纖維素非常容易吸收，可促進腸道中腐敗食物的排泄，並能降低膽固醇，還可預防大腸癌。

四、孕婦及哺乳期婦女

應多吃番茄、胡蘿蔔、莧菜、油菜、豌豆、菜豆、花生、黃瓜、冬瓜等蔬菜，可吸收到較多的維生素A，維生素C、鈣和其他礦物質。蛋白質及糖類可維持胎兒的正常發育，促進乳汁分泌。莧菜和黃瓜有防治便秘的功效，故孕婦可多吃些。

五、肥胖及高血壓患者

應多吃些黃瓜、冬瓜、絲瓜、苦瓜、番茄、芹菜、紫茄子及洋蔥等，因為這些蔬菜水分多，有利尿的作用，多吃和常吃能減肥。蔬菜可供給較多的鹹性灰元素，為鹼性食物，故蔬菜有助身體內的酸鹼平衡。

養成良好的用餐習慣

人的精神活動、情緒狀態、進食方式在很大程度上影響用餐時的食慾、消化吸收，從而影響人們的身體健康。故用餐時應特別注意，及時改變一些不好的習慣：

一、選擇正確的進餐順序

各類食物中，水果的主要成分是果糖，無需透過胃來消化，而是直接進入小腸就被吸收。米飯、麵食、肉類等澱粉及含蛋白質成分的食物，則需要在胃裡停留一兩個小時，甚至更長的時間。

如果你進餐時先吃飯菜、再吃水果，消化慢的澱粉、蛋白質就會阻塞消化快的水果，這樣一來所有的食物全都一起攪和在胃裡，而水果在體內攝氏三十六、七度高溫下，容易腐爛產生毒素，這就是身體病痛的原因之一。

至於飯後馬上吃甜點或水果，最大害處是會中斷、阻礙體內的消化過程，胃內食物容易被細菌分解成酒精及醋這類的物質，產生脹氣，形成腸胃疾病。

飯後喝湯的最大問題在於沖淡食物消化所需要的胃酸。所以，吃飯時最忌一邊吃飯、一邊喝湯，或是以湯泡飯或是吃過飯後，再來一大碗湯。這都容易阻礙正常消化。

正確的進餐順序應為：湯→青菜→飯→肉→（半小時後）水果。

二、不要在進餐時說笑打鬧

吃飯時說笑打鬧，精神不集中，食物容易囫圇吞下，不但吃不出滋味，而且不容易消化，增加胃腸負擔。

另外，人吃食物時需要吞嚥。吞嚥是由一連串的反射動作組成的高度協調動作。食物經咀嚼形成食團後由於舌的翻捲推人咽部，刺激了咽部的感覺神經末梢，引起咽部一系列肌肉反射性收縮，首先是軟顎上提，咽後壁向前突出，封閉了咽和鼻腔的通道，防止食物誤入鼻腔。

同時，喉向上提，使會厭軟骨蓋住咽與氣管的通路，呼吸暫時停止，使食物不致誤入氣管，食道上口張開，食團即從咽部被擠入食道，食道再將食團逐漸推入胃。如果在吃飯時，隨便說笑打鬧，食物不僅會誤入鼻腔，而且會厭軟骨來不及蓋住咽與氣管的通路，食物就會進入氣管，引起劇烈咳嗽，直到咳出異物。如果咳不出，造成氣管內異物阻塞，還會發生危險，所以吃飯時千萬不要說笑打鬧。

三、不要邊吃飯邊看書報

當邊吃邊看書報或電視時，注意力就會分散，尤其是觀看的內容驚險或哀傷時，人的情緒也會隨之波動。在這種情況下，食物的色香味形對有關神經中樞的刺激就會被抑制而減弱，從而造成食慾不振，消化液分泌減少，消化能力降低。所以有邊吃邊看書報雜誌與電視習慣的人，往往在吃飯時感到食不滋味，而飯後又常常覺得胃腸不適，胸悶脹飽。同時，由於大腦活動量增加，減少了進入腸胃的血流量，使腸胃系統不能好好地消化吸收。時間一長，還會導致慢性消化道疾病和營養不良症。

四、不要用同一側牙齒咀嚼食物

有人喜歡用同一側牙齒咀嚼食物，如果形成習慣，則會逐漸導致臉部一側的肌肉太過發達，而另一側臉頰較小，變成臉部畸形。因此，吃飯時要兩側牙齒輪流咀嚼食物。

五、不要蹲著吃飯

有的人喜歡蹲在地上吃飯，這種習慣不好。蹲著吃飯時，大腿和膝蓋往往頂住腹部，使腹腔內的壓力增加，這樣食道管壁容易損傷，日久會發生病變。

六、不要挑食

有人吃飯時，不是嫌這個菜不好吃，就是嫌那個湯不順口，挑挑揀揀。這除了使別人心情不快、吃不好飯以外，還可能由於自己嘔氣、情緒低落，削弱了自身的消化功能，使食物滯留在胃內，引起胃痛、胃脹、消化不良等胃腸疾病。

七、不要邊吃邊喝水

如果邊吃邊喝水，一方面，由於大量飲水稀釋了消化液，使食物不能很好的消化；另一方面，水填充在胃內，會造成一種假性飽足感，影響食量。久而久之，必然會造成熱量不足，營養不良。俗話說「湯泡飯嚼不爛」，也就是這個意思。

八、不要狼吞虎嚥

有很多人一碗飯或一個麵包往往兩三口便完成一餐。這種進食習慣會嚴重地影響食物消化。因為吃得過快，不能充分咀嚼，唾液也就不能與食物混合均勻，而且由於咀嚼時間短，胃部接到的刺激訊號弱，分泌的胃液也會隨之減少。同時，食物囫圇吞棗地嚥下去，既加重了胃的負擔，也容易劃破食道。「一口飯嚼三十次，一頓飯吃半個小時」有多重功效：健腦、減肥、美容、防癌。

九、不要吃過燙、過冷的食物

有的人愛吃剛上桌還燙嘴的食物，有的人則偏愛冷食，這兩種習慣對健康均為不利。因為吃過燙的食物，會損傷口腔和食道的黏膜，久而久之易引起食道黏膜的增生。常吃過冷食物，不僅會刺激胃收縮導致胃脹胃痛，還會刺激腸道過快蠕動，引起腹瀉。此外，冷食過量還會造成胃腸痙攣，誘發腸胃疾病。

在減少熱量攝入的同時維持基本營養

儘管肥胖是多種因素造成的，但對單純性肥胖來說，飲食因素，尤其是不良的飲食習慣，是導致肥胖的主要原因。為了避免肥胖，就必需要做飲食控制。怎樣才能在減少熱量攝入的同時，又維持基本營養素的供應呢？

一、控制高油脂類食物

如動物性食物肉類、用油煎炸的食物或西式快餐等。

二、少吃高熱量碳水化合物食品

在日常的飲食中，含碳水化合物較高的主要是來自於穀類（如米飯、麵食、雜糧等）。穀類是能量的來源，它為人體提供碳水化合物、蛋白質、纖維素及維生素B群等。我們強調的是要控制而不是不要。肥胖的人晚餐一定要少吃穀類的食品。因為晚餐後運動量少，攝食過量的能量消耗不掉就易轉化為脂肪。

三、要減少精糖的攝入

精糖容易代謝，但是如果在人體內不消化，就很容易轉化為脂肪。

四、晚餐之後盡量不吃零食

特別是花生、果仁類的食品。如果實在喜歡的話，最好在早上吃，因為果仁食品富含蛋白質，人吃過後可以有飽腹之感。

五、宵夜要盡量減少熱量的攝入

如果晚上餓到不行，可以吃些蔬菜和水果，它既可以為人體提供維生素、纖維素礦物質等，熱量又低，最適合肥胖和糖尿病人。另外，晚上還可以吃些如：蒟蒻、粉絲、粉條等幾乎不含熱量的食品，但是吃的時候要注意，不能放太多的油。

適量地攝入各種脂肪酸

人們攝入脂肪，不僅因為脂肪能產生誘人的香味，而且脂肪中含有人體所需的脂肪酸，在體內發揮營養作用。

形成脂肪的脂肪酸有很多種，簡單區分可分為飽和脂肪酸和不飽和脂肪酸。一般認為，飽和脂肪酸可促使動脈粥樣硬化的發生，而不飽和脂肪酸可以預防動脈粥樣硬化的發生。

實際上，食物脂肪酸有幾十種，它們有的參與形成人體的組織結構，有的參與代謝過程，有的可以調節人體的生理生化反應，都對人體有一定作用。無法用「好」和「壞」來評價它們的存在。比如，我們常常把膽固醇當作一種有害健康的物質看待，但膽固醇是合成膽汁、腎上腺皮質激素、性激素和維生素D的重要物質，只有在過量時才會對人體造成傷害。

因此，只有適量、均衡地攝入各種脂肪酸，才是健康的保證。

適量、均衡地攝入脂肪酸主要是指膳食脂肪酸中飽和脂肪酸、單元不飽和脂肪酸、多元不飽和脂肪酸三者比例要適當，三者之間最健康的比例為一比一比一•五。

人們攝入脂肪酸的途徑主要有：

1、攝取動物性食物，除魚外，動物性食品中的脂肪酸多為飽和脂肪酸。

2、植物油，植物油中的脂肪酸以不飽和脂肪酸為主，如：橄欖油、芥花油、花生油。

3、堅果類如：核桃、花生、瓜子等。此外，其他食物也含有少量的脂肪酸。

日常生活中，動物脂肪和其他食物中脂肪的攝入一般比較固定，而植物油脂的種類、食用量卻容易改變，因此，保持脂肪酸的平衡可以依靠植物油的調整來獲得。植物油是不飽和脂肪酸的最主要來源，但每一種植物油的脂肪酸組成與比例都不一樣，有的相差甚遠。

消費者可以使用幾種不同的植物油交替食用，使攝入人體的脂肪酸種類、比例比較符合人體健康的需要。但交替食用無法準確、定量的使脂肪酸的攝入達到平衡。食用調理油是根據國人飲食習慣中脂肪酸的種類、含量，將幾種植物油調和，使植物油中的脂肪酸配合食物中的脂肪酸後更趨於平衡，滿足人體需要，因此，經常食用對脂肪酸進行調配過的調理油是一種簡便易行的方法。

但是，植物油也是脂肪，是一種高熱量物質，攝入過多照樣會引起肥胖，導致心血管疾病、糖尿病等慢性疾病發生的風險性增加。因此，也需要控制其攝入量，達到與飽和脂肪酸的平衡，並控制總脂肪攝入量不超過熱量的三十%（約六十～七十克）。營養學會建議食用油的使用量為每人每天二十五克。

此外，必須指出的是，在日常生活中，少量的肥肉攝取是可以的。在現代生活中，有人把肥肉當作「禁品」。認為肥肉是誘發高血壓，高血脂症、肥胖症、冠心病、動脈硬化進而併發腦栓塞和中風的罪魁禍首，故而與其「斷交」。其實，肥肉不僅是傳統的美味食品，而且是促進人體生長發育的必須營養素之一，所以，人們莫要過分貶低肥肉的價值。

肥肉含有豐富的脂肪，脂肪能促使脂溶性維生素A、D、E、K及胡蘿蔔素的吸收和利用。假如長期拒食脂肪，就容易引起脂溶性維生素的缺乏，造成夜盲症，凝血機制障礙和易出血、佝僂病、軟骨病以及早衰、性功能減退等。

肥肉中的脂肪是人體熱量來源的主要原料，脂肪產熱量比糖、蛋白質高一倍多。肥肉對運動員和勞力工作者非常重要，它能維持精力充沛，防止疲勞。老年人如沒有足量的脂肪貯存，則會使免疫力降低，難以抵禦病原微生物的侵襲；年輕婦女體內脂肪少於體重的八%者，則容易產生不孕、流產或早產，也影響胎兒的生長發育和身心健康，禍及子孫後代！

肥肉中含有一種「花生四烯酸」的物質，它可降低血脂，並與亞油酸、亞麻酸合成具有多種重要生理功能的「前列腺素」。另外肥肉中含有二十二種雙碳多烯酸等長鏈不飽和脂肪酸，與人體神經系及大腦組織的生長發育息息相關；它還有防止膽固醇堆積、血小板凝聚的特異功能。而這些物質的作用，都是植物油所欠缺的不能替代的。

在動物脂肪中，還含有一種能延長壽命的「α脂蛋白」，它不僅不會使血管硬化，反而還能預防血管疾病和高血壓病。日本琉球大學一位教授在日本平均壽命最高的沖繩縣調查發現，八十歲以上老年人幾乎每天都吃肥肉。

肥肉的弊端是含有「飽和脂肪酸」，對人體的血管有損害作用。但只要烹調得當，將肥豬肉經過長時間的文火燉煮，飽和脂肪酸可減少五十%，在肥肉中加入蘿蔔或海帶燒煮二小時後，亦可減少飽和脂肪酸三十%～五十%；不飽和脂肪酸增加，膽固醇含量就大大降低。

由此可見，除了那些肥胖臃腫、不運動的人不應該吃肥肉外，一般的人還是應該吃點肥肉，對人體健康和長壽是有益的。

養成多醋少鹽的習慣

醋能增進食慾，開胃健脾，保護蔬菜中的維生素C，是人們日常生活中不可缺少的調味品。它含有三%～六%的酸味成分，其醋酸含量在九十%以上，還含有檸檬酸、乳酸、氨基酸、琥珀酸、葡萄糖、蘋果酸，以及鈣、磷、鐵、B族維生素、醛類化合物及食鹽等。

醋不僅可以調味，且能使胃酸增多，增強消化，提高食慾，殺滅病菌，是極好的保健食品。醋在日常生活中用途很廣，有人說，醋是營養的「強化劑」。在烹調菜餚時加點醋，可以使食物中的水溶性維生素和維生素C的化學結構穩定，不易因烹煮而破壞，從而保護了食物中的營養成分。

醋既能使菜餚脆嫩爽口，同時又能促進食物中銅、鋅、鉻等微量元素的溶解和吸收；醋還能溶解植物纖維和動物骨質，煮魚、燉肉、燉排骨時放些醋，能溶解其中的鈣質，以利於身體的吸收利用。

經常食用醋，還能達到軟化血管、促進睡眠、預防感冒和清涼防暑等作用。當然，也不能過量食用醋。有人認為吃醋有很多好處，而過量食用醋，甚至有人乾喝醋。殊不知，醋食用過量，會灼傷食道黏膜，損傷脾胃，還會軟化骨質，加重骨質疏鬆，導致骨折。

鹽是「百味之王」，是人們生活中不可缺少的重要調味品，也是人體內氯和鈉的主要來源。但因氯與鈉廣泛存在於諸如肉、魚、蛋、蔬菜和水果等動植物食品中，所以正常膳食中一般很少缺鈉。

應該注意的是，當鹽的攝入過多，對患有心臟病、高血壓、腎臟病、肝硬化或伴有腹水的人更會帶來不利的影響。因此，每人每天攝入鹽的量應控制在十克以內。

進食要適量有節，安排好一日三餐

健康的身體離不開適量均衡的飲食安排。古人在很久以前就提出了「早飯宜好、午飯宜飽、晚飯宜少」的養生格言。

現代營養學家提倡三餐飲食量的分配為：早飯佔全天總量的二十五%，中餐占四十%，晚餐占三十五%，也正是對這一原則的進一步具體化。

所謂早飯要好，指早餐應吃一些營養價值高、少而精的食品。因為人經過一夜的休息睡眠，晚上所進食的食物營養已消耗完畢，早餐只有及時的補充營養，才能滿足上午工作、學習的需要。

而早餐，由於早上起床不久，胃腸興奮度不高，故進食量不多。因此，為了維持充足的營養供應，早餐在品質上就應有更高的要求，即量雖少，質需優。一份營養充足的早餐應有乾有稀、有主食又有副食。除主食外，最好配上十二種高蛋白質的食物，如雞蛋、牛奶、豆漿、花生米、黃豆等。下面介紹一份早餐食譜：牛奶二百五十克，雞蛋二百五十克，麵包一百克，清淡小菜二十五克。

上述食譜可提供一個六十公斤重的成人全天供給量的四分之一蛋白質，五分之一碳水化合物及一定數量的維生素。

午飯要飽，是指要維持充足的質與量。因為午飯具有承上啟下的作用，既要補償早餐吃得少、上午運動量大、消耗多可能出現的營養負債，又要為下午的活動之需儲備能量。因而，飲食的品質要高，量也相對要足。也就是說，午餐主食份量要大些，副食花樣要多些，肉類、蛋類、豆類、青菜類最好都見之於桌上。若能再做一碗有葷有素的菜湯，那就更好了。午後最好能吃一次水果。如此，不僅維持了營養，也感覺舒適。

晚飯要少，是說晚飯進食要適當少一些。這是因為晚上接近睡眠，活動量小，身體對營養的需求減少。若進食過飽，一方面易使飲食停滯，影響睡眠；另一方面攝取的營養超過身體所需，又會造成營養過剩，引起肥胖，甚至誘發疾病。

因此，晚餐進食要適當減少一些，更不能用餐結束後就睡。正如古人所說「飽食即臥，乃生百病」。

另外，我們在生活中還應做到飲食有節，即做到：

一、定時

定時是指一日三餐有較為固定的進食時間。因為有規律的進食，可以維持消化器官有規律的運轉，便於食物在體內有條不紊地消化、吸收和營養的運輸。

根據國人膳食結構及飲食習慣，早飯最好安排在七點左右，午餐以十二點左右為宜，晚餐宜在六點左右。

二、定量

指每次進食的量應適中，過饑過飽都對健康不利。因為進食量過少，不能滿足身體對營養的需求，入不敷出，長此以往，就會造成營養不足；而進食量過多，勢必加重胃腸負擔，影響消化，或造成營養過剩，引起肥胖。其結果，殊途同歸，都會對健康造成危害。

三、不偏

是指選擇食物種類不能僅以個人好惡而偏嗜某種食物。

四、不暴

指進食時不可暴飲暴食。因為人的胃容量是有限的，胃腸的消化是有一定的程序和需要一定時間的。如果短時間內大量、快速進食，一方面食物得不到充分的消化與吸收，更重要的是食物超過胃的容量，輕者蠕動困難，引起消化不良；嚴重者會造成急性胃擴張、胃腸炎、胰腺炎等重大疾病。生活中因暴飲送命者有之，因暴飲暴食引起的胃腸病更不少見。

飯後應注意的八大禁忌

健康是有方法的。其實，我們許許多多的習慣可能都是錯誤的；很多看似時髦的做法恰恰是禁忌。其中飯後的「八不急」，就是我們需要瞭解的飯後的禁忌。

一、不要急於抽菸

飯後抽菸的危害比平時大十倍。這是由於進食後的消化道血液循環量增多，致使菸中有害成分大量吸收而損害肝、腦及心臟血管。

從醫學角度分析，飯後抽菸的害處，是很明顯的事實，顯而易見。當人進食以後，消化系統立刻全面運動起來，以進行消化和吸收等各種生理活動。此時人體內的胃腸蠕動十分頻繁，血液循環也加快了，全身毛細孔亦都張開；而且排放一些多餘的熱能和加緊組織細胞的生物呼吸。

如果在這個時候抽菸，肺部和全身組織吸收煙霧的量大大加強，煙霧中的有害物質對呼吸、消化道都有很大的刺激作用；其他生物鹼類物質就會大量進入人體，無疑會給人體機能和組織帶來比平時抽菸時還大得多的傷害。所以說，飯後抽菸害處是很大的。

二、不要急於飲茶

茶中含有大量的鞣酸可與食物中的鐵、鋅等結合成難以溶解的物質，無法吸收，致使食物中的鐵質白白流失。而且，飯後立即飲茶，茶水會沖淡胃液，影響胃內食物的正常消化。此外，茶水中含有的單寧酸還會促使胃內的物質凝固，影響蛋白質的吸收，從而增加了胃的負擔。

三、不要急於洗澡

俗話說：「飽不剃頭，餓不洗澡。」有人就誤以為剛吃飽飯是洗澡的最佳時間，其實不然。剛吃飽飯的時候，大量血液集中於胃部，其他器官的血液相應減少，如果這個時候洗澡，全身的皮膚和肌肉血管擴張，血液流量加大，就會使供給消化器官的血液減少，從而影響消化吸收。所以，飯後不宜馬上洗澡。

四、不要急於上床

俗話說：「飯後躺一躺，不長半斤長四兩」。飯後立即臥床休息容易發胖。

五、不要急於散步

飯後「百步走」，會因運動量增加，而影響消化道對營養物質的消化吸收。特別是老年人，心肺功能減退、血管硬化及血壓反射調節功能障礙，餐後多出現血壓下降等現象。

專家指出，人的胃在飯後是處於充盈狀態的，即使是非常輕微的運動也會使胃受到震動，從而增加了胃腸負擔，影響消化功能。

六、不要急於開車

事實證明，司機飯後立即開車容易發生車禍。這是因為人在吃飯以後胃腸對食物的消化需要大量的血液，容易造成大腦器官暫時性缺血，血液又是攜氧的物質，腦部在氧氣量不足的情況下容易有昏昏欲睡的感覺，從而導致操作失誤。

七、不要急於吃水果

隨著人們生活水平的逐漸提高，人們的保健意識也隨之增強了，許多人認為，飯後吃點水果是現代生活的最佳搭配。無論是在餐廳、飯店，還是在家裡用餐，許多人都喜歡飯後吃點水果來幫助消化，其實這是一種錯誤的生活習慣，因為，飯後馬上吃水果反而會影響消化功能。

由於食物進入人的胃以後，必須經過一到兩小時的消化過程，才能緩慢排出。如果在飯後立即吃進水果，就會被先期到達的食物阻滯在胃內，致使水果不能正常地在胃內消化，若在胃內的時間過長，就容易引起腹脹、腹瀉或便秘等症狀。如果人們長期持續這種生活習慣，將會導致消化功能紊亂。

八、不要急於鬆褲帶

飯後放鬆褲帶，會使腹腔內壓下降，這樣對消化道的支持作用就會減弱，而消化器官的活動度和韌帶的負荷量就要增加，容易引起胃下垂，出現上腹不適等消化系統疾病。

養成有利於眼睛保健的飲食習慣

眼睛是人體中結構複雜、異常精密的重要器官。眼睛在正常工作時，需要消耗許多微量元素，這些微量元素如果得不到及時補充，就可造成眼睛出現各種異常現象。

1、攝取適量的維生素A

如果體內缺乏維生素A，不僅使身體的正常發育受到影響，也是眼睛罹患夜盲症及其他眼疾的主要原因。

食物中的維生素A，經人體消化吸收後可較長時間存在體內，不會因為含量過多而被排出體外。食物中的維生素A可以抵抗高溫，不會因烹調過程中的高溫而受到損失。但維生素A的抗酸能力卻比較弱，容易遭受酸性食物的破壞。因此含維生素A比較豐富的食物不能與酸性食物同時烹煮，以免維生素A白白損失掉。

維生素A的來源可分為動物性和植物性，動物性的食品中以動物肝臟含量最豐富，植物性含維生素A比較豐富的食物有胡蘿蔔、菠菜、花生、番茄、黃玉米等蔬菜及木瓜、橘子等水果。

二、攝取適量的維生素

如果人體內缺乏維生素，不但會引起胃、腸等消化系統的功能減弱，出現食慾減退、疲倦、四肢無力等現象，還會造成眼睛的視神經系統抵抗力明顯減弱，而出現視神經炎等症狀，影響視力。

維生素不像維生素A那樣能夠積存在體內，而是每天都會隨著新陳代謝排出體外，因而要維持體內有足夠量的維生素，必須每天都要進食一定量的含維生素的食物。

維生素易溶解於水中，因此在洗滌菠菜類含維生素較豐富的蔬菜時，最好不要先將其切碎，烹調時水分也應控制好，以免維生素損失過多，相應減少了人體的攝取量，從而造成體內維生素的缺乏。

含維生素較豐富的食物有各種綠葉蔬菜、豆製品、瘦肉及各種海產品。

三、攝取適量的維生素

人體內如果缺少維生素，也會引起消化系統機能減弱，影響人體的正常發育，而且還易誘發各種炎症，如口角炎、口腔炎和各種眼部組織發炎。不少人在季節轉換之際，出現不明原因的眼睛乾燥、眼瞼發炎、結膜炎等症狀，就是因為人體在適應季節轉換時，出現暫時性代謝紊亂，使體內缺少了維生素的結果。

維生素有較強的抗酸性，不怕與酸性食物一起烹調，但抗鹼性很弱，易被鹼性食物破壞，因而不能讓含維生素的食物與鹼性食物一起烹煮。

維生素也易溶於水，烹調時也要控制好水分，不要讓維生素損失過多。維生素藥丸儲存時，要用褐色玻璃瓶或不透明玻璃瓶密封起來，不要被光線直接照射，也不要放在潮濕的地方。

含維生素較豐富的食物有牛奶、牛奶製品、奶酪、瘦肉類、蛋黃、各種綠色蔬菜及各種海產類食物。

四、攝取適量的鈣

鈣在人體發育過程中起著異乎尋常的「鞏固」作用，特別是對骨骼、牙齒、眼球結構的發育成長尤其重要。人體中如果缺少鈣元素，不但易患軟骨病、牙齒發育異常等疾病，還會造成眼球的結構異常，進而使眼內組織發育異常等眼疾。食物中的鈣極易受酸性食物的影響而變成酸性鈣，酸性鈣是人體無法吸收的。因此在進食鈣類食品時，不能同時進食酸性食品，烹調也要注意不要將兩者混在一起烹調。含鈣質較豐富的食品有各種奶類製品、豆類製品、含蛋白質較多的食品及各種魚製品。

五、少吃甜食

甜食是指含糖分較高的食品。糖對正常人來說本沒有什麼害處，但糖在人體中消化吸收時，需要消耗大量的維生素。如果人體攝取了過多的糖分，很容易造成維生素缺乏，可導致眼睛的視神經系統出現異常。過多的糖分還會消耗掉許多鈣質，鈣不足又可使眼球結構異常，出現鞏膜彈性減弱、眼球變形等症狀。所以平常最好少吃糖以及含糖分較高的食品，尤其是正處在成長發育階段的兒童和青少年，更不能貪吃甜食。

六、平衡體內酸鹼度

正常人的體內酸鹼度基本上是平衡的，有時稍呈弱鹼性。如果酸性食物攝取過多，就會使人體內的鹼度下降，酸度相對增加。而酸度相對增加則會使眼睛的角膜、睫狀肌、鞏膜等隨之產生輕微的變化，容易產生罹患近視眼的機會。

幼兒及青少年都喜歡吃甜的和酸的食品，但甜的和酸的食品都屬於弱酸性食品，長期攝食過多就有可能使幼兒及青少年呈弱酸性體質，這對孩子的正常發育及成長會有一定的不良影響。因此，對食物的選擇要注意酸鹼度平衡，不要喜歡吃的就多吃，不喜歡吃的就少吃或不吃，而要酸性、鹼性食物都進食。

鹼性食物多為各種豆類和豆製品、綠色蔬菜、蘿蔔、芝麻及海帶等各種海菜食品。酸性食物多為糖類食品及魚、肉、蛋、貝類、奶油類食品和油炸食品等。

一定要養成良好的飲水習慣

人體是由二十五％的固體物質和七十五％的水組成，腦組織大約含有八十五％的水，血液大約含有九十％的水。人體的新陳代謝是透過水為介質進行的。所以，水就如同空氣、陽光一樣，是生命存在的最基本要素之一。

水具有調節人體溫度，參與新陳代謝，補充體液，輸送營養，維持體內酸鹼平衡，保持細胞最佳狀態的功能。

水分在肌體內是運動的，它在不斷地吐故納新。所以，我們要保持它在身體內的動態平衡。每天每人排尿可能排出水分一千五百毫升，皮膚蒸發也會消耗掉五百毫升的水，呼吸也會排水五百毫升。這樣，每人每天需要二千五百毫升水量的供應和消耗，才能維持水分輸出與攝入的平衡。

水分的攝入其中一部分是從三餐的主食、蔬菜、水果中獲得，大約在一千～

一千五百毫升之間，其餘則需透過喝水補充。

為了確保我們的身體健康，一定要養成良好的飲水習慣：

一、要定時飲水，不要只在口渴時才想起飲水

要知道，當身體特別想喝水時，身體的器官已經在一種極限的情況下運行了，也就是說非常缺水了，應當在想喝水之前就補充水分。專家建議，最好養成定時飲水的習慣。

一般而言，清晨應空腹飲水，小口慢飲最好，這對消化系統極有好處。上午十點喝一杯，午飯前再喝一杯。不要在用餐時喝，飯前一小時前喝水，可增強食慾，提高消化吸收功能。下午三點左右喝一杯。晚上睡覺前再來一杯，夜晚睡覺前飲些水有助於安眠，因為有時深夜醒來是因為身體組織輕度脫水。

二、要多喝開水，不要喝生水

煮開並沸騰三分鐘的開水，可以使水中的氯氣及一些有害物質被蒸發掉，同時又能保持水中對人體必需的營養物質。喝生水的害處很多，因為自來水中的氯可以和沒燒開水中的殘留的有機物質相互作用，導致膀胱癌、直腸癌的機會增加。

三、要喝新鮮的開水，不要喝放置時間過長的水

新鮮開水，不但無菌，還含有人體所需的十幾種礦物質。但如果時間過長或者飲用飲水機中隔夜重煮的水，不僅沒有了各種礦物質，而且還可能會含有某些有害物質，如亞硝酸鹽等。由此而引起的亞硝酸鹽中毒並不少見。

四、流汗後要多喝加鹽的溫熱水，不要喝冰水

在夏季，不少人在大量出汗後，選擇飲用冰水或冷飲，其實這是有礙健康的。因為這樣雖然會帶來暫時的舒適感，但大量飲用冰水或冷飲，會導致汗腺毛細孔排洩不暢，身體散熱困難，餘熱蓄積，極易引發中暑。正確的方法是，多喝一些加少許鹽的鹽水，以補充流失的鹽和水。鹽水進入身體後，會迅速滲入細胞，使不斷出汗而缺水的身體及時得到水分的補充。

經常喝茶有益健康

茶葉能提神益腦，消除疲勞。這是因為，茶葉中的咖啡因含量較高，咖啡因被人體吸收後，既能刺激中樞神經系統，清醒頭腦，幫助思維，又能加快血液循環，活躍筋肉，解除疲勞。在臨床上，用它治療傷風頭痛，療效顯著，且沒有副作用。同時，咖啡因還有擴張血管、鬆弛冠狀動脈的作用，在治療心絞痛和心肌梗塞等症時，又可作為一種輔助劑。茶葉中的咖啡因還不同於普通純咖啡因。純咖啡因對胃有刺激性，而茶葉中的咖啡因被茶湯裡的其他物質所中和，形成一種綜合物。

茶葉成分對人體的生理、藥理功效非常的多，歸納起來，主要有如下幾大保健作用：

一、興奮作用

茶葉的咖啡因能興奮中樞神經系統，幫助人們振奮精神、增進思維、消除疲勞、提高工作效率。

二、利尿作用

茶葉中的咖啡因和茶鹼具有利尿作用，可用於治療水腫、水滯留。利用紅茶糖水的解毒、利尿作用能治療急性黃疸型肝炎。

三、強心解痙作用

咖啡因具有強心、解痙、鬆弛平滑肌的功效，能解除支氣管痙攣，促進血液循環，是治療支氣管哮喘、止咳化痰、心肌梗塞的良好輔助藥物。

四、抑制動脈硬化作用

茶葉中的茶多酚和維生素C都有活血化瘀防止動脈硬化的作用。所以經常飲茶的人當中，高血壓和冠心病的發病率較低。

五、抗菌、抑菌作用

茶中的茶多酚和鞣酸作用於細菌，能凝固細菌的蛋白質，將細菌殺死。可用於治療腸道疾病，如霍亂、傷寒、痢疾、腸炎等。皮膚生瘡、潰爛流膿，若外傷破了皮，用濃茶沖洗患處，有消炎殺菌作用。口腔發炎、潰爛、咽喉腫痛，用茶葉來治療，也有一定療效。

六、減肥作用

茶中的咖啡因、肌醇、葉酸、泛酸和芳香類物質等多種化合物，能調節脂肪代謝，特別是烏龍茶對蛋白質和脂肪有很好的分解作用。茶多酚和維生素C能降低膽固醇和血脂，所以飲茶能減肥。

七、防齲齒作用

茶中含有氟，氟離子與牙齒的鈣質有很大的親和力，能變成一種較為難溶於酸的「氟磷灰石」，就像給牙齒加上一層保護膜，提高了牙齒防酸抗齲的能力。

八、抑制癌細胞作用

據報導，茶葉中的黃酮類物質有不同程度的體外抗癌作用，作用較強的有牡荊鹼和桑色素。

茶的種類有多種，也可以有很多種配方，下面介紹幾種常用的有一定的藥用價值的茶和配方：

1、甜茶：綠茶、白糖適量，開水沖泡，片刻飲之，有和胃補充益氣之功，還可治婦女月經不調。

2、菊花茶：綠茶、白菊花（乾）適量，開水沖泡，待涼飲之。有清肝明目之功效。主治肝經風熱頭痛、目赤腫痛和高血壓等症。

3、山楂茶：山楂適量，搗碎，加水煎煮至一杯，再加入茶葉適量，長期飲用，有降脂、減肥的功效，對高血壓、冠心病及肥胖症也有一定療效。

4、松蘿茶：是中國著名的藥用茶。《本經逢源》記述：徽州松蘿，專於化食。有消積滯、法油膩、清火、下氣、降痰之功效，長期飲用還可治頑瘡及壞血症。

5、醋茶：將茶泡好後，去掉茶葉，按茶水和醋五比一的比例配製。每日飲用二～三次，可治暑天腹瀉、痢疾，並有解酒的作用。

6、鹽茶：茶葉裡放點食鹽，用開水沖泡後飲之。有明目消炎、降火化痰之功效。同時可治牙痛、感冒咳嗽、目赤腫痛等症。夏天常飲，還可防中暑。

7、薑茶：茶葉少許，生薑幾片去皮水煎，飯後飲服。可發汗解熱，溫肺止咳，對流感、傷寒、咳嗽等療效顯著。

8、奶茶：先用牛奶和白糖煮沸，然後按一份牛奶、二份茶汁配好，再用開水沖服。有減肥健脾、提神明目之功效。

9、蜂蜜茶：茶葉適量放入小布袋內。放入茶杯沖入開水，再加入適量蜂蜜。飲此茶有止渴養血、潤肺益腎之功能，並能治便秘、脾胃不和、咽炎等症。

10、蓮茶：湘蓮三十克，先用溫水浸泡五小時後瀝乾，加紅糖三十克，水適量，同煮至爛，飲用時加入茶汁。有健脾益腎之功。腎炎、水腫患者宜天天服用。

11、棗茶：茶葉五克，開水沖泡三分鐘後，加入十粒紅棗搗爛的棗泥。有健脾補虛作用，尤其適用於小兒夜尿，食慾不振。

12、銀茶：茶葉二克，金銀花一克，開水沖泡後飲服，可清熱解毒，防暑止渴，對中暑發燒、癇痛、腸炎有效。

注意飲茶禁忌，改正不正確的飲茶習慣

在民間，對如何飲茶、用茶，有這樣的說法：「燙茶傷人，薑茶治痢，加糖茶和胃，飯後茶消食，午茶助精神，晚茶導不眠，空心茶令人心慌，隔夜茶傷脾胃，過量茶使人消瘦，淡溫茶清香養人。」

可見，茶有好處，也有禁忌，據科學實驗證明，茶的禁忌也不少：

一、忌飲茶過度

因為茶葉裡有咖啡因，過度飲茶會引起焦急、煩躁、心悸、不安等症狀，從而產生失眠；還會抑制胃腸，妨礙消化，降低食慾。因此要注意飲茶要適量。

二、忌飲過濃的茶

茶水一般在人體內能滯留三小時左右，而濃茶滯留時間則更長，這樣茶鹼在人體內蓄積過多，致使神經功能失調。由於茶葉中鞣酸的作用，可使腸黏膜分泌黏液

的功能下降，發生便秘。茶量一般每天以五～十克，分兩次泡飲為宜。

三、忌飲久泡茶水

飲茶要現泡現喝，這樣效果更佳，如泡得過久，就會失去茶香，使茶中維生素C、維生素B遭受破壞。此外，久泡的茶葉中咖啡因會積聚過多，鞣酸大大增加，會產生刺激作用，特別是患有痛風、心血管與神經系統病者，更應忌飲久泡的茶水。

四、忌空腹飲茶

古人說：「早時一杯茶，勝似強盜入窮家（一無所得）。」「飯後一杯茶，閒了醫藥家。」意即早晨空腹不宜飲茶，因為空腹飲茶，沖淡了胃液，降低了胃酸的功能，妨礙消化，並影響消化系統對蛋白質的吸收，易引起胃黏膜炎。

五、忌飲隔夜茶

茶水放久了，不僅會失卻維生素等營養成分，且易變餿變質，甚至生霉。茶水中的鞣酸還會成為刺激性很強的氧化物，易傷脾胃引起炎症。

六、忌用茶水服藥

茶葉中含有大量鞣酸，如用茶水服藥，鞣酸和藥物中的蛋白質、生物鹼及金屬鹽等發生化學作用而產生沉澱，勢必會影響藥物的療效，甚至失效。茶葉具有興奮中樞神經的作用，凡服鎮靜、安神、催眠等藥物以及服用含鐵補血藥、含蛋白質食物時，均不宜用茶水送服。

七、忌飲頭遍茶

講究喝茶的人，都不喝或少喝頭遍茶，這是因為一方面出於色香的考慮，為了取其精華，另一方面是為了少喝進些黴菌。因為茶葉在生產、包裝、運輸、存放過程中，極易受黴菌污染，尤其在不提倡用滾水泡茶，以求盡可能多加地保存維生素C與其他營養成分的時候，黴菌是殺不盡的。因此盡量不飲頭遍茶，把浮在茶面的茶水倒掉，更為安全。

八、忌睡前飲茶

睡前兩小時，最好不飲茶。否則會使精神過於興奮而影響入睡，甚至引起失眠。

老年人睡前飲茶，易心慌不安、多尿，更會影響睡眠品質。如因飲茶引起失眠，即使服用安眠藥，也是無濟於事的。

九、忌發燒時飲茶

有些發燒的病人仍照常喝茶，甚至喝濃茶，這樣不但不能降低體溫，還會導致體溫增高。因為茶葉中的茶鹼會提高人體溫度，還會使降溫藥物的作用消失或大為減少。

十、孕婦忌多喝茶

孕婦在懷孕期間攝入多種營養素，除了供應身體新陳代謝的需要外，還要供給體內胎兒的營養。在這時如果喝茶得過多，茶中的單寧酸物質就會在胃腸道中，與孕婦食用的其他食物中的鐵元素結合成一種不能被人體吸收的複合物。這樣，除了導致孕婦缺鐵性貧血，也將給孕育中的胎兒造成先天性缺鐵的遺患，使誕生後的嬰兒也患有缺鐵性貧血。

飲酒要注意恰到好處

酒是我們生活中的夥伴，每當良辰佳節、喜慶之日，人們總要開懷暢飲，以示祝賀。在日常烹飪中，也少不了用酒來調味。

酒的主要成分是乙醇，俗稱酒精。一般來說，白酒含酒精成分約五十%～七十%，黃酒含二十%，水果酒含十六%～四十八%，啤酒含三%～五%左右。

適量、酒精濃度低的酒對身體有益處，它可以解除緊張情緒，增加良性膽固醇，促進血液循環，幫助消化，有利消暑，還可攝取低脂肪營養，人們稱譽它為「液體麵包」（尤指啤酒）。但是，必須指出的是，飲酒一定要掌握住恰到好處的分寸，注意一些禁忌。

一、忌飲酒過量

古書有謂「飲酒莫教大醉，大醉傷神損心志」之說。若高血壓患者過量飲酒就有導致腦溢血的危險。大量喝酒也有急性酒精中毒的可能。因此，要根據自己平時的酒量，適可而止，留量而飲，切忌硬勸硬灌他人，也不要打腫臉充胖子，爭勝好強逞英雄，喝到爛醉如泥，或洋相百出，令人恥笑。

二、忌「一飲而盡」

飲酒過猛、過快，酒精會使大腦皮質處於不正常的興奮或麻痺狀態，酒精在胃中濃度急劇上升，肝臟負擔迅速增加，超過解毒承受能力，人會失去控制，臉紅失態，容易進入醉態。

三、忌空腹飲酒

空腹飲酒，尤其是酒精濃度高的酒，對口腔、食道、胃有強烈的刺激作用和傷害。實驗證明，空腹開懷暢飲，只要達三十分鐘，酒精對身體的毒性反應便能達到高峰。

埋頭喝悶酒或飲賭氣酒都是容易醉倒的。所以在飲酒前可先吃點澱粉類的食物墊墊胃，使酒精與胃壁不致很快接觸，並使體內分解酒精的酵素活力增強，達到保護胃和肝的作用。

四、忌喝冷酒

尤其是冬天，為什麼要先「燙酒」，把酒溫好後再喝呢？這是有其依據跟道理的。酒的主要成分是乙醇（酒精）、醛等。飲酒過多會引起酒精中毒。可是醛的沸點低，只有二十度左右，所以，只要把酒燙熱，便可使大部分的醛揮發掉，這樣一來就可減少對人身體的危害。當然有人平常有「胃寒」之病，溫酒則可減少寒涼刺激的機會。

五、忌借酒禦寒

天冷喝上一兩杯白酒，似乎可以暖身防寒，殊不知這只是暫時的表面現象。因為人體熱量主要靠糖、蛋白質和脂肪供應，酒在人體中產生的熱能並不多，它之所以進入體內會有暖和的感覺，是因為酒中的乙醇刺激血管擴張，血液循環加速，這樣反而使體內散熱速度加快，這時如不及時防寒保溫，極易引起感冒以致凍傷。

六、忌邊飲酒邊抽菸

在日常生活中，有人喜歡邊飲酒邊抽菸。人所共知，抽菸有害健康，豈不知這樣邊喝邊抽更有害。這是因為酒精能使血管擴張及體液循環加快，而香菸中的有毒物質尼古丁等又極易溶於水，所以飲酒時抽菸，就加快了人體對香菸中尼古丁的吸收。此外，由於酒精的毒性作用，可影響肝臟對尼古丁等物質的解毒功能，因而，飲酒時抽菸對人體的危害就更大了。

七、忌以濃茶解酒

因過量飲酒後，會出現口渴、反胃等現象。所以一般人認為飲用大量的濃茶可以開胃、解酒，這是不正確的。因茶葉中所含的咖啡因會與酒中的乙醇結合產生協同作用，非但不能解酒，反而加重醉酒的程度，起到相反的作用。

八、忌用汽水解酒醉

有人認為汽水是清涼飲料，可用汽水解酒，這完全是沒有科學依據的。因為汽水會使酒精在人體內擴散，加快人體對於酒精的吸收，加重酒精的中毒。同時，汽水還會產生大量二氧化碳，對腸胃、肝臟、腎臟均有傷害。

九、服某些藥物時忌飲酒，

因為酒有擴張血管的作用在服用安眠藥時如飲酒，則會引起中樞神經抑制過程加強，可導致昏迷。在服用阿斯匹林、水楊酸鈉等解熱鎮痛藥時飲酒，會引起噁心嘔吐、食慾不振，以致消化道出血；在口服降糖靈、優降糖、注射胰島素等藥物時飲酒，也會導致嚴重低血糖症或頭暈症；在服用肌乙啶、利尿酸、速尿、塞秦類藥物時飲酒，也會出現嘔吐、頭暈、行走不穩、語無倫次以及昏睡的症狀。因此，以上藥物在服用的同時，切忌飲酒。

十、病者，忌飲酒

患有消化道出血、胃腸炎及胃穿孔、高血壓、冠心病、病毒性肝炎、肝硬化、上呼吸道感染、開放性結核病等疾病時，嚴忌飲酒，否則酒中的乙醇刺激人體，將會使病症加重以致併發其他疾病。其他炎症病患，也忌飲酒。

十一、忌白酒與啤酒混飲

因人體胃膜黏液有一定抵抗酒精滲透的作用，而啤酒卻可清洗人體胃膜黏液，使酒精容易滲入人體，故白酒與啤酒混飲易使人酒醉。

十二、忌飲雄黃酒

國人有飲雄黃酒的民間習俗，誤認為飲雄黃酒可消毒殺菌、祛病強身，但從科學角度來看，這是不科學的，有害無益。因雄黃是一種含硫化砷的礦物，內含汞、砷等有害物質，只可外用，不宜內服，否則極易中毒。能置人於死地的「砒霜」，就是砷的氧化物。

十三、忌酒後受涼

由於酒精的刺激，使體表血管擴張，血流加快，皮膚發紅，體溫散發增加，身體好打哆嗦，故有「酒寒」之說；同時體溫調節失去平衡，故酒後受涼易生多種疾患。例如，酒後外出，如氣溫較低，則容易感冒和受凍傷。酒後用涼水洗臉易生瘡癤；酒後在電風扇下久吹，易得偏頭風；酒後在露天宿臥，易得麻痺症。

十四、忌睡前飲酒

睡前飲中等量酒精，可出現嚴重呼吸間斷，危及健康。如果在睡前飲酒，一般均經歷睡眠呼吸暫停，這種呼吸暫停將持續十秒或更長一些；常常是兩倍於不飲酒者。而呼吸暫停若發生多次，則可導致高血壓，甚至引發心衰竭。專家還警告，睡前喝太多酒，長時間會導致成人突發性死亡綜合症。

十五、忌酒後即入浴

因酒後入浴，體內儲存的葡萄糖會大量消耗，而引起體內血糖含量下降，導致體溫降低。同時酒精抑制了肝臟的正常生理活動能力，阻礙體內葡萄糖儲存的恢復，造成身體疲勞，嚴重的會產生低血糖休克。

十六、忌酒後進行性生活

我國醫學歷來認為：「醉後房事，以欲竭其精。」這說明酒醉後進行性生活，會損害健康。醫書則有「酒後不入室」的警告。喝太多酒或似醉非醉這種情況下，性生活是對身體有害的。在性生活時可能出現勃起不堅或不能勃起，射精疼痛或迫精。導致多種性功能障礙，達不到性生活的美滿和諧。

避免因飲食不當而引發癌症

牛津大學的研究人員發現，飲食不當是僅次於抽菸的致癌因素，而且在先進國家中，飲食不當與飲酒是近三分之一癌症病例的罪魁禍首。研究人員在一次癌症會議上表示，科學家仍然在對某些食物致癌的影響進行研究，但已經瞭解到，飲食、飲酒和肥胖都是主要的致癌因素。如果所有的人都沒有肥胖的情形，就可免除五％的癌症。

癌症儘管與遺傳因素有關，但主要還是由包括飲食不當在內的環境因素引起。研究發現，約有七十五％的頭頸部癌是由飲酒和抽菸造成的；喜食檳榔、過熱和過燙、刺激性食物及醃製物可誘發食道癌；胃癌與喜歡吃煙熏製品、常吃含有硝酸鹽或亞硝酸鹽的香腸、火腿、泡菜、鹹魚等有關；食用長霉的玉米、花生、大米等食物和飲用水不衛生易罹患肝癌；有暴飲暴食習慣、喜好甜食和油膩者是胰臟癌的高危險群；蔬菜和水果的攝入不足與結直腸癌、胃癌、肝癌、乳腺癌及食道癌有關。抽菸造成約三十％的癌症病例。而據估計，飲食不當因素是二十五％癌症的原因，而因飲酒導致的癌症病例約占總數的六％。肥胖和飲酒也是重要的影響因素。

均衡的膳食結構、保持良好的營養和抗氧化狀況是防治癌症的有效措施。而長期飲食不當也是導致癌症的主要因素之一。現列出致癌食物的黑名單，僅供日常飲食之參考。

一、醃製食品

鹹魚產生的二甲基亞硝酸鹽，在體內可以轉化為致癌物質二甲基亞硝酸胺。鹹蛋、鹹菜等同樣含有致癌物質，應盡量少吃。

二、燒烤食物

烤牛肉、烤鴨、烤羊肉、烤鵝、烤乳豬、烤羊肉串等，因含有強烈致癌物不宜多吃。

三、煙熏製食品

如燻肉、熏肝、熏魚、熏蛋、熏豆腐乾等含苯並芘致癌物，常食易罹患食道癌和胃癌。

四、油炸食品

煎炸過焦後，會產生致癌物質多環芳烴。與苯並芘，所以用過的油不宜再次使用，燒烤或油炸食品也不宜多吃。油煎餅、臭豆腐、煎炸芋角、油條等，因多數是使用回鍋油，高溫下會產生致癌物。

五、霉變物質

米、麥、豆、玉米、花生等食品易受潮霉變，被黴菌污染後會產生致癌毒草素——黃麴黴菌素。

六、隔夜熟白菜和酸菜

隔夜熟白菜和酸菜會產生亞硝酸鹽，在體內會轉化為亞硝酸胺致癌物質。

七、反覆燒開的水

反覆燒開的水含有亞硝酸鹽，進入人體後易生成致癌的亞硝酸胺。

常喝營養、美味的湯有益健康

古代醫學家謂：「湯者，蕩也。」這說明湯的特性是沖洗、蕩滌。古代的養生學家認為「喝湯可以養生」，而這一信念後來成為人們深信不疑的飲食哲學。

喝湯對身體健康有很大的益處：

1、補充水分。大家都知道，好肌膚少不了水，喝湯可以補充水分。醫學認為，「每天飲八大杯水」是人體的基本需求，湯是最佳選擇。常喝湯還可達到滋潤養顏的目的。

2、湯濃縮了各種營養的精華。煲湯就像煎藥一樣，食物中的各種營養物質在鍋內經過慢熬細燉，發生化學反應，各種營養物質便源源不斷地從食物中進入湯汁中，所以湯的營養極高，而且易於吸收。

3、疏通血脈。喝完湯後，你肯定會有種感覺，那就是血脈通暢了，這也就是古代醫學家所稱「湯者，蕩也」之義。所以，湯使血液循環加快了，新陳代謝增強了，臉色自然就紅潤了。

4、湯營養多而熱量少，補而不膩，飽而不實。不像吃進去過多食物，在胃裡堆積，又堵又脹，也不會有過多的熱量囤積悄悄地變成肥肉。

煲湯簡便又便宜，不用像炒菜那樣繁瑣。只要將食物提前準備好，與水一起慢慢熬，再調味，就成為湯了。要保證湯的營養價值、美味，煲製過程中要注意：

1、煲湯不要過早放鹽。鹽會使肉裡含的水分很快就跑出來，也會加速蛋白質的凝固，影響湯的鮮味。

2、入鍋前的汆燙去血水也是很重要的。否則會使湯汁混濁或是湯麵殘留泡沫，這都是製作清湯的敗筆。

3、煲湯要用小火。時間越久，營養物質越容易溶解在湯裡，一般不少於三小時。煲人參湯的時間要適當縮短，因為參類中含有一種人參皂甘，如果煮的時間過久，就會分解，失去其營養價值，所以，煲參湯的最佳時間是四十分鐘左右。

4、如果湯的材料脂肪比較多，如雞鴨肉等，湯上面總會漂浮著厚厚的一層油，讓人吃了發胖。可以用超市裡購買廚房用紙巾，大約用四~五張紙就可以吸掉大部分的浮油。或者等完全冷卻了，用勺子將凝固在上面的油去掉。現在市面上亦有撈浮油專用的勺子，可輕易地將浮油撈淨。

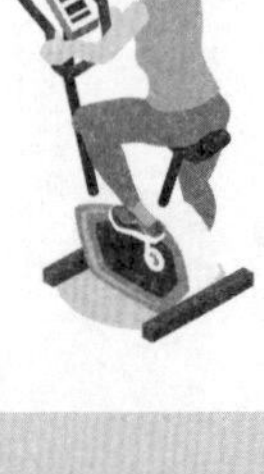

多吃些傳統養生保健食品

古人云：「安身之本，必資於食……不知食宜者，不足以生存也」。合理的飲食，可以使人身體強健，益壽延年，而飲食不當則是導致疾病和早衰的重要原因之一。在維持均衡膳食的前提下，為了保健養生，應特別注意每日適當進食一些具有延年益壽、防老抗衰的食物。

一、健腦食品

①核桃。中國古代早就發現核桃具有健腦益智作用。李時珍說：核桃能「補腎通腦，有益智能」。

②香蕉。香蕉，古稱甘蕉。其肉質軟糯，香甜可口。傳說，佛教始祖釋迦牟尼由於吃了香蕉而獲得了智能，因而被譽為「智能之果」。

香蕉味甘性寒，具有較高的藥用價值。主要功用是清腸胃，治便秘，並有清熱潤肺、止煩渴、填精髓、解酒毒等功效。

由於香蕉性寒，故脾胃虛寒、胃痛、腹瀉者應少食，胃酸過多者最好不吃。

③葡萄。葡萄，又稱草龍珠，山葫蘆，古稱蒲陶，是人們喜愛的水果之一。中國歷代藥典對葡萄的利尿、清血等作用和對胃弱、痛風等病的功效均有論述。如《神農本草經》載：葡萄味甘平，主筋骨濕痺，益氣，增力強志，令人肥健，耐饑，忍風寒。久食，輕身不老延年。

④龍眼。龍眼異名桂圓、益智，為無患子科植物龍眼的果實，是中國歷史上備受推崇的四大名果之一。因龍眼在八月間成熟，八月舊稱桂月，加上龍眼的形狀是圓的，故又名桂圓。

龍眼不僅形色喜人，而且具有較高的營養價值。清代著名醫學家王士雄則稱讚龍眼為「果中神品，老弱皆宜」。

龍眼性味甘，平。主要功用為「開胃益脾，養血安神，補虛長智」。《神農本草經》說它可治「五臟邪氣、厭食，安志，除蠱毒，久服強魂魄，聰明，輕身不老，通神明」。

明代宋玨《荔枝譜》中有一段對龍眼的描述：「圓若驪珠，赤若金丸，肉似玻璃，核如黑漆。補精益髓，蠲渴扶肌，美顏色，潤肌膚。種種功效，不可枚舉。」

⑤茶葉。茶葉作為我國的特有飲料已有幾千年的歷史了。歷代「本草」類醫書在提及茶葉時均說它有止渴、清神、利尿、治咳、祛痰、明目、益思、除煩去膩、驅困輕身、消炎解毒等功效。

茶葉還具有消脂作用，古代許多醫書中都提到，飲茶具有解油消食的作用。如《本草備要》中說，「茶有解酒食油膩、燒炙之毒，利大小便，多飲消脂肪，去油」。

二、益壽食品

①大豆。大豆是一種來源豐富的食品。其種類很多，根據外皮顏色，可分為黃豆、青豆、黑豆等，其中以黃豆為主。黃豆因含有豐富的營養，故有「豆中之王」、「營養之花」的美稱。

古代醫學認為，黃豆性味甘平，有健脾開中、潤燥消水、排膿解毒、消腫止痛功效。《延年祕錄》中載：「服食大豆」可令人「長肌膚，益顏色，填骨髓，加氣力，補虛能食」。

②花生。中國古代就有傳說，花生具有滋補益壽、長生不老之功效，而被人們譽為「長生果」。正如民間諺語所說，常吃花生能養生，吃了花生不想葷。

花生的藥用價值也很高。清代趙學敏在《本草綱目拾遺》中寫道，花生仁「味甘氣香，能健脾胃，飲食難消運者宜之」。食之可以達到開胃、健脾、潤肺、祛痰、清喉、補氣等功效，適用於營養不良、脾胃失調、咳嗽痰喘、乳汁缺乏等症。

③芝麻。芝麻，俗稱「脂麻」、「胡麻」、「油麻」。原產於非洲，漢代張騫出使西域，把芝麻帶到中國，故稱胡麻。因含脂肪較多，又稱脂麻。

芝麻作為食品和藥物，均被廣泛應用。古籍書中對它有很多記載。《神農本草經》說芝麻主治「傷中虛羸，補五臟，益力氣，長肌肉，填髓腦」。《明醫錄》說它具有堅筋骨、明耳目、耐飢渴、延年等功效。晉代的葛洪說，芝麻「能使身面光澤，白髮還黑」。

④栗子。栗子，又名板栗、毛栗。栗子原產於我國，有著悠久的歷史。《詩經》中就有「樹之榛栗」、「東門之栗」、「隰有栗」等記載。《呂氏春秋》也有「果之美者，有冀山之栗」。

中國醫學認為，栗子性味甘溫，有養胃、健脾、補腎、壯腰、強筋、活血、止血和消腫等功效，適用於腎虛所致的腰膝痠軟、腰腳不遂、小便多和脾胃虛寒引起的慢性腹瀉及外傷骨折、淤血腫痛、皮膚生瘡和筋骨痛等症。按中醫理論，「腎主骨，腰為腎之府。」

⑤銀耳。銀耳，又稱白木耳，是一種生長於枯木上的膠質真菌，因其色白如銀，故名銀耳。由於銀耳所含的營養價值高，且有一定的藥用價值，歷來與人參、鹿茸同具顯赫聲譽，被人們稱為「山珍」、「菌中明珠」。

歷代醫學家都認為，銀耳有「強精、補腎、潤肺、生津、止咳、清熱、養胃、補氣、和血、強心、壯身、補腦、提神」之功效。

⑥蜂蜜。蜂蜜不僅是老幼病弱者的滋補佳品，而且有著廣泛的醫療作用。據《神

農本草》記載：它能「安五臟……益氣補中，止痛解毒，除百病，和百藥，久服強志輕身，延年益壽」。明代李時珍曾指出，蜂蜜入藥功效有五，即：清熱、補中、解毒、潤燥、止痛。

⑦松子。松子，又名松子仁、海松子、新羅松子，為松科植物紅松的種子。從古至今，人們普遍喜食。明代的《本草經疏》中指出，「松子味甘補血。血氣充足，則五臟自潤，髮黑不饑。仙人服食，多餌此物。故能延年，輕身不老」。

松子作為藥用，在我國已有悠久的歷史，歷代「本草」均有論述。如《開寶本草》認為，松子治「骨節風，頭眩，去死肌，散水汽，調五臟，不饑」。《本草綱目》認為，松子能「潤肺，治燥結咳嗽」。

⑧紅棗。紅棗，自古被列為「五果之一」。素有「木本糧食」之稱。

國人一向把紅棗視為補氣健身食品，不僅生吃、煮熟吃，還把它加工成各種棗製品，如醉棗、烏棗、蜜棗、棗泥、棗醬等。俗話說：「一日吃三棗，一輩子不顯老」。老年人常吃紅棗，能養顏益壽。

紅棗的藥用價值很高，據《本草綱目》載：紅棗有補中益氣，滋補，潤心肺，調五榮，緩陽血，生津液，悅顏色，通九竅，助十二經，和百藥等作用。

三、減肥食品

①菱角。菱角，古時叫「菱」，又稱水栗子。菱角可糧可果，李時珍描述道：有青有紅有紫。嫩時剝食，皮脆肉美，蓋佳果也。老則殼黑而硬，墜入江中，謂之烏菱，冬月取之，風乾為果，生熟皆佳。

醫學認為，食菱角可以「安中補五臟，不饑輕身」。菱角有許多藥用功能。古籍《齊民要術》中寫道：「菱能養神強志，除百病，益精氣」，是一種很好的滋補品。李時珍在《本草綱目》中說：食用菱角能「補脾胃，強股膝，健力益氣」。並說「菱實粉粥益胃腸，解內熱」。老年人常食有益。夏季食用還有「行水、去暑、解毒」之效。搗爛澄粉食，能補中延年。

②冬瓜。冬瓜，古時稱水芝、地芝。因其經霜後，皮上白如塗粉，瓜子也是白色的，又稱白瓜；因其形長圓，類似過去的枕頭，故又稱枕瓜。

冬瓜自古被稱為減肥的妙品。《食療本草》說：「欲得體瘦輕健者，則可常食之；若要肥，則勿食也」。

③山藥。中醫學認為，山藥有補中益氣、長肌肉、止洩瀉、治消渴、益肺固精、滋養強壯等功用。如將乾山藥在砂盆中研細，加酥油熬令香，再添酒和勻略煎，每晨空腹食用，可補虛損，益顏色；將乾山藥適量，生一半、炒一半，研末，米湯送服，每日二次，可治心腹虛脹，不思飲食；將山藥與黃連各適量，水煎服，可治糖尿病；用山藥與大棗、紫荊皮各適量，以水煎服，可治療再生不良性貧血。

④竹筍。竹筍，古時稱之為「竹萌」、「竹胎」，自古被視為「菜中珍品」，清代文人李笠翁把竹筍譽為「蔬菜中第一品」，認為肥羊嫩豕也比不上它。

⑤紅薯。紅薯不僅是減肥食品，又是保健長壽食品。中醫學認為，紅薯「補虛乏，益氣力，健脾胃，滋肺腎，功同山藥，久食益人，為長壽之食」。

⑥黑木耳。中醫學也認為，經常食用黑木耳能「益氣不饑，輕身強志」。

四、壯陽食品

①鵪鶉。鵪鶉，古稱鶉鳥、宛鶉、蒿鶉。中醫學認為，鵪鶉肉可「補五臟，益中續氣，實筋骨，耐寒暑，清熱結」。常人食用可增氣力，壯筋骨。

②雀肉。據《增補食物秘方》記載：雀肉能「補五臟，益精髓，暖腰膝，起陽道，縮小便，又治婦人血崩帶下，十月後正月前宜食」。中醫學認為，雀肉能補陰精，是壯陽益精的佳品，適用於治療腎陽虛所致的陽痿、腰痛、小便頻數及補五臟之氣不足。

雀肉大熱，春夏季及患有各種熱病、炎症者不宜食用。

③羊肉。羊肉性熱、味甘，是適宜於冬季進補及補陽的佳品。中醫學認為，它能助元陽，補精血，療肺虛，益勞損，是一種滋補強壯藥。《本草從新》中說，它能「補虛勞，益氣力，壯陽道，開胃健力」。金代李杲說：「羊肉有形之物，能補有形肌肉之氣。故曰補可去弱。人參、羊肉之屬，人參補氣，羊肉補形。風味同羊肉者，皆補血虛，蓋陽生則陰長也」。

羊肉性熱，宜冬季食用。如患有急性炎症、外感發熱、熱病初癒、皮膚瘡瘍、癤腫等症，都應忌食羊肉。若為平素體壯、口渴喜飲、大便秘結者，也應少食羊肉，以免助熱傷津。

④燕窩。燕窩既是與熊掌、魚翅齊名的山珍海味、高級宴席上的美味佳餚，又是一種馳名中外的高級滋補品。燕窩的補益作用極佳，凡久病體虛、羸瘦乏力、氣怯食少者，都可把它作為滋補品。《食物宜忌》中說：燕窩有「壯陽益氣、和中開胃、添精補髓、潤肺、止久瀉、消痰涎」等功效。《本草綱目拾遺》中稱：燕窩「味甘淡平，大養肺陰，化痰止嗽，補而能清，為調理虛損癆之聖藥」。

⑤海參。海參，有人稱之為「海人參」，因補益作用類似人參而得名。中醫學認為，海參「甘、鹹，溫，補腎益精，壯陽療痿」；《隨息居飲食譜》中說：海參能「滋陰補血，健陽潤燥，調經，養胎，利產」。可見，海參有滋補肝腎、強精壯陽的作用。

⑥韭菜。韭菜是一味傳統的中藥，自古以來廣為應用。《本草拾遺》中寫道，「韭

菜溫中下氣，補虛，調和臟腑，令人能食，益陽」。《本草綱目》又說，韭菜補肝及命門，治小便頻數、遺尿等。韭菜因溫補肝腎，助陽固精作用突出，所以在藥典上有「起陽草」之名。

5、防癌食品

①大蒜。大蒜自古以來就是民間的健身佳品。它既能調味，又能助消化和促進食慾，還是神奇的良藥。

近年來，大蒜的防癌作用已被廣泛認同。大蒜中還含有微量元素硒、鍺等多種抗癌物質，所以常食大蒜可預防胃癌、食道癌的發生。

②白菜。白菜古時稱菘。范成大的詩句中有「撥雪挑來塌地菘，味如蜜藕更肥濃」；蘇東坡又有「白菜美羔陽，冒土出熊蹯（熊掌）」的詩句，都是讚美白菜的。

③香菇。香菇性寒、味微苦，有利肝益胃的功效。我國古代學者早已發現香菇類食品有提高腦細胞功能的作用。如《神農本草》中就有服餌菌類可以「增智能」、「益智開心」的記載。

④海帶。李時珍的《本草綱目》說，海帶可治十二種水腫、癭瘤，有化痰、散結功能。唐宋以來，海帶就被譽為延年益壽的補品。

⑤番茄。中醫認為，番茄性味酸甘，有生津止渴、健胃消食、清熱解毒功效。對熱性病口渴、過食油膩厚味所致的消化不良、中暑、胃熱口苦、虛火上炎等病症有較好的治療效果。

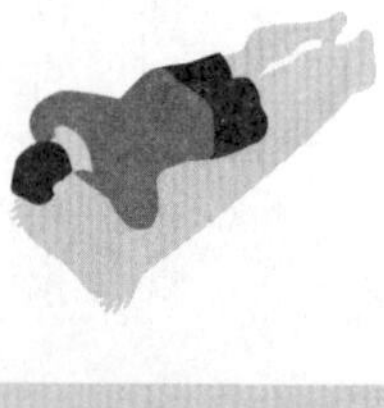

生病時要有選擇性地吃水果

我們吃的水果，大部分都有醫療保健的作用。如果是病人，能有選擇性的症吃一些水果，對配合臨床治療，身體的康復都是非常有益的；但如果毫無選擇的吃水果，不但無益，反而有損健康。

一、腹瀉

宜吃葡萄、石榴、蘋果、楊梅等具有收斂作用的水果；不宜吃香蕉、梨、西瓜等偏寒、潤腸通便的水果，因吃後易致大便溏瀉，加重病情。

二、便秘、痔瘡

宜吃香蕉、梨、桃、橘子，以利潤腸通便；不宜吃柿子、山楂、蘋果、蓮子等，因為這些水果中含鞣酸較多，有澀腸止瀉作用，吃後易引起便秘。

三、潰瘍、胃酸過多

不宜吃酸梨、檸檬、楊梅、青梅、李子等酸性較高的水果，以防潰瘍癒合不良，或因胃酸驟增而加重病情。

四、食積、哮喘

不宜吃棗子等易生痰、助熱、有礙脾胃運化的水果。

五、貧血

不宜吃柿子等水果，因含較多的鞣質極易與鐵質結合，能阻礙肌體對鐵的吸收，且還能引起便秘。

六、糖尿病

宜吃富含果膠、能改變胰島素分泌量，具有降低血糖作用的菠蘿、楊梅、櫻桃等水果；不宜吃含糖分較高的棗子、葡萄、香蕉、蘋果、梨、無花果、荔枝等水果，以免吃後會引起血糖升高，而加重胰腺負擔，不利於治療。有幾樣含糖量在十五%以下的水果可以吃，如：蘋果、梨、桃、西瓜，每天的食用量可在三百至五百克。而含糖量超過十五%的水果最好不吃，如香蕉和荔枝等。

七、肝炎

宜吃西瓜、柚子、荔枝、香蕉、梨、棗子、橘子、蘋果、西瓜等富含維生素C和胡蘿蔔素，有保護肝臟、促進肝細胞再生功能的水果。

八、急性腎炎

如有腎功能不良或浮腫而需要忌鹽者不宜吃香蕉，因香蕉中含有較多的鈉鹽，會加重浮腫，增加心臟和腎臟的負擔。

九、心力衰竭、水腫嚴重病人

不宜吃含水分多的西瓜、梨、菠蘿等水果，因大量水分會使心力衰竭、水腫病情加重。

十、高血壓、動脈硬化病人

宜吃山楂、棗子、橘子等富含維生素C、有降壓、緩解血管硬化作用的水果。

十一、心肌梗塞、中風病人

宜吃西瓜、香蕉、橘子、桃子等幫助消化的水果；不宜吃柿子、蘋果、蓮子等水果，因含鞣酸有收斂作用，易引起便秘，會使病情加重。

十二、冠心病、高血脂病人

宜吃柑橘、柚子、山楂、桃、草莓、李、杏、和鮮棗等水果，因這些水果富含維生素C和尼克酸，具有降低血脂和膽固醇的作用。

十三、呼吸道感染病人

尤其是伴有咽喉痛、咳嗽、痰多的病人，宜吃梨、枇杷、柚子、杏、羅漢果等能化痰、潤肺、止咳的水果。

十四、發燒病人

宜吃具有生津止渴、解熱散毒功效的梨、柑橘等水果。因發燒病人出汗多，梨、橘子等含有充分的水分和鉀，對發燒病人更有益。

十五、體質燥熱的人

宜吃梨、香蕉、西瓜等性偏寒的水果；不宜吃葡萄、橘子、棗子、櫻桃等屬溫熱的水果。

有些水果不宜空腹吃

有些水果是不能空腹吃的，否則就可能引起身體的不適，甚至危害身體的健康。

一、番茄

含有大量的果膠、柿膠酚、可溶性收斂劑等成分，容易與胃酸發生反應，凝結成不易溶解的塊狀物。這些硬塊可將胃的出口幽門堵塞，使胃裡的壓力升高，造成急性胃擴張而使人感到胃脹痛。

二、橘子

含有大量糖分和有機酸，空腹時吃橘子，會刺激胃黏膜，導致胃酸增加，使脾胃滿悶、泛酸。

三、鳳梨

內含的蛋白分解酵素相當強，如果餐前吃，很容易造成胃壁受傷。

四、山楂

味酸，具有行氣消食作用，但若在空腹時食用，不僅耗氣，而且會增強飢餓感並加重胃病。

五、黑棗

含有大量果膠和鞣酸，易和人體內胃酸結合，出現胃內硬塊。特別不能在睡前過多食用，患有慢性胃腸疾病的人最好不要食用。

六、柿子

空腹時胃中含有大量胃酸，它易與柿子中所含的柿膠酚、膠質、果膠和可溶性收斂劑等反應生成胃柿石症，引起心口痛、噁心、嘔吐、胃擴張、胃潰瘍，甚至胃穿孔、胃出血等疾患。

七、荔枝

含糖量很高，不宜空腹食用，否則刺激胃黏膜，使得胃痛、脾胃脹滿。而且空腹時吃鮮荔枝過量，會因體內突然滲入過量高糖分而發生「高滲透性昏迷」。

八、香蕉

含有大量的鎂元素，若空腹時大量吃香蕉，會使血液中含鎂量驟然升高，造成人體血液內鎂、鈣的比例失調，對心血管產生抑製作用，不利健康。

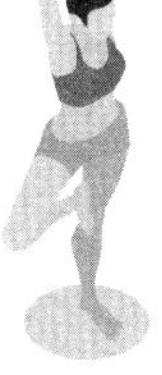

食用和保存牛奶要注意的基本原則

牛奶中含有豐富的優質蛋白質和各種人體所必需的氨基酸、脂肪、乳糖、多種維生素及鈣、磷、多種礦物質，營養價值較為全面，容易吸收。因此，在越來越注重飲食的今天，牛奶成為人們必不可少的最佳食品。

如何更有效地利用牛奶的營養成分，更是我們所關注的問題，也是我們身體更健康的有力保證。牛奶的食用和保存要注意一些基本原則：

一、牛奶不可久煮

牛奶富含蛋白質，蛋白質在加熱情況下會發生較大的變化，在攝氏六十度時，蛋白質微粒由溶液變為凝膠狀；達到攝氏一百度時，乳糖開始分解成乳酸，使牛奶變酸，營養價值下降。

二、加糖的時間要合適

牛奶含賴氨酸物質，它易與糖在高溫下產生有毒的果糖基賴氨酸，對人體健康有害。因此，應等到牛奶不燙手時再加入糖。

三、牛奶忌陽光照射

牛奶經陽光照射後，其營養價值及香味明顯下降。據分析，牛奶在陽光下照射三十分鐘，維生素Ａ、維生素Ｂ及香味成分等損失近大半。

四、牛奶不要冷凍

牛奶冷凍後，其蛋白質、脂肪等營養發生變化。解凍後，出現凝固沉澱及上浮脂肪團，使牛奶營養價值下降。

五、牛奶忌裝暖瓶

保溫瓶中的溫度，適宜細菌繁殖。細菌在牛奶中約二十分鐘繁殖一次，隔了三～四小時後，整個保溫瓶中的牛奶就會變質。

六、注意牛奶的保存時間

牛奶在攝氏十度下可保存四十八小時；在攝氏十～十度可保存二十四小時；在攝氏三十度左右可保存三小時。溫度越高，保存時間越短。

七、牛奶忌與酸性食物同食

喝完牛奶後，又接著喝一些酸性的飲料，會使牛奶中蛋白質與酸質形成凝膠物質，造成消化吸收不良。

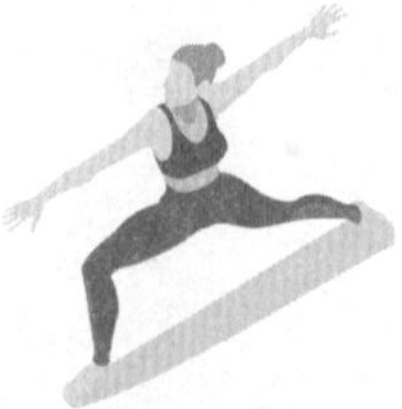

食用海產要多加注意衛生安全

海產類食物肉質細嫩，味道鮮美，營養也十分豐富，深受人們的喜愛，但是，有的人吃完海產後，會發生腹痛、腹瀉、噁心、嘔吐，這是因為吃時不注意衛生，吃進了病菌而引起急性胃腸炎。因此，食用海產一定要多加注意衛生安全，以確保保證身體健康。

一、吃前一定要洗淨

螺貝蟹類海產類物在烹煮之前一定要洗乾淨，其目的是將它們身體內的一些髒的物質和部分細菌清除掉，而且還要有一道高溫加熱的過程，這樣利用高溫殺菌。這些食物一般都屬於寒涼陰性類食品，所以在食用時最好與薑、醋等調味料共同食用。因為薑性熱，與海產類食物放在一起可以起到中和寒熱，防止身體不適的作用。而醋本身也有很好的殺菌作用，對於海產類食物中的一些殘留的有害細菌也起到了一定殺除作用。

二、不能與寒涼食物同吃

人們在食用這些食品的時候還應該注意到，最好在食用時避免與一些寒涼的食物共同食用，比如：空心菜、黃瓜等蔬菜，飯後也不應該馬上飲用一些像汽水、冰水、冰淇淋這樣的冰鎮飲品，還要注意少吃或者不吃西瓜、梨等這些性寒的水果。特別是那些本身體質偏寒的人們，以免導致身體各系統發生不適症狀。

三、隔夜涼吃易得消化疾病

海產類食物雖然含有豐富的營養物質，但是不宜多吃。如果大量食用海產類食物易造成脾胃受損，引發胃腸道和消化系統等疾病。出現過敏、腹脹、腹痛、嘔吐、腹瀉等現象，需要及時吃藥進行調理，重者會發生中毒的情況，更嚴重者將會導致死亡。

而通常引起上述現象發生的原因，大多是由於海產類食物在烹煮前沒有徹底地除去有害細菌，在烹飪加工過程中一些不正確的操作，或者隔夜涼食這些食物。尤其像這些海產類食物，其身體內存在的某些細菌在高溫下並沒有完全殺除掉，這樣經過冷卻之後，細菌會自然再生或者重新復活，因此如果要隔夜食用這些食品，還得需要有一個加熱的過程。

螺貝蟹類這些海產類食物同時也存在著很高的膽固醇含量，因此對於膽固醇和血脂偏高的人們應該注意少吃或者不吃這類的海產品，還有一些有患胃病、腸道疾病和對海產過敏的人也要注意儘量避免或少量進食。

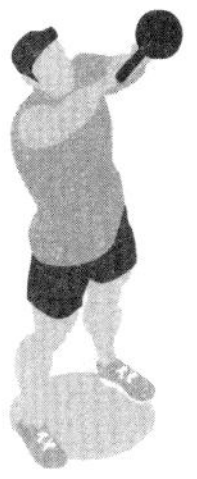

更健康地喝豆漿

大豆和豆類製品含有約四十％的優質蛋白質，可與雞蛋、牛奶媲美。同時，它們還含較多的卵磷脂、鈣、鐵、維生素、維生素等，是理想的健腦食品。豆漿更是人們早晨餐桌上重要的一種食品。為了吃得更健康，我們要注意：

一、喝豆漿要適可而止

喝過多否則會發生腹脹，胃部不適，嚴重者還可以出現腹瀉。醫學上稱為「過食性蛋白質消化不良」。老人、幼嬰兒更要慎重。

二、豆漿沖雞蛋達不到「雙補」作用

雞蛋中的黏液性蛋白和豆漿中的胰蛋白　容易結合，形成一種人們不易吸收的蛋白物質，達不到「雙補」的作用，相反的還會降低兩者的營養價值。

三、豆漿中不宜加紅糖

紅糖含有多種有機酸，能與豆漿中的蛋白 結合，使蛋白質變性沉澱，不易吸收，白糖則無此現象。

四、豆漿一定要確實煮沸

生豆漿中含有能使人中毒、難以消化的皂毒素和抗胰蛋白酶。皂毒素遇熱膨脹，產生泡沫浮在上面，形成一種「煮沸」的假開現象。這時豆漿溫度只有八十度左右，是半生半熟的，人們吃後易發生豆漿中毒。只有沸騰煮透後，有毒物質才能被分解，吃豆漿才有益健康。

五、要吃新鮮豆漿

豆漿營養豐富，是人們愛喝的好飲料、也是細菌的良好培養基質。若保存不當，一旦被細菌污染，會很快變質。所以，要吃新鮮豆漿。

另外，有人用保溫瓶裝豆漿，這是不正確的做法。因為，保溫瓶不僅有利細菌繁殖，同時豆漿中的皂毒素可溶解於保溫瓶內的水垢，食用後對身體健康危害較大。

運動是健康的保障

人們早已發現，一旦身體健康受損將會引起各種生活上的障礙，而身體健康亮起紅燈皆因人體與外在環境不適應所致。為了維持身體內部與自然界的變化相適應，必須始終處於運動狀態中。

早在公元前三百年，古希臘偉大思想家亞里士多德就提出了「生命在於運動」的名言，它深刻寓意了運動對身體健康所帶來的重要作用。

後來，醫學和生理學關於「適者生存」的理論，更明確地說明：人的健康狀況和工作效率，不僅取決於全身各器官、系統的功能和相互協調，而且還取決於整個身體對自然和社會環境的適應能力。

怎樣才能獲得這種「適應能力」呢？經人們長期探索，終於得出這樣一個結論：獲得對環境的適應能力應是長期鍛鍊的結果，不同人對環境適應能力的差異，除了受制於不同的生活環境外，在相當程度上與運動習慣息息相關。

科學證明，有氧運動對中樞神經和內分泌系統有著良好的刺激，能夠促進新陳代謝、改善血液循環和呼吸功能，有利於青年人的生長發育和提高身體的抵抗力；可以延緩有機體適應能力的降低，延遲生物體各組織器官結構、功能所發生的退行性變化，使中年人保持旺盛的精力，老年人延年益壽。

古人提倡「十二時中，行立坐臥，不離這個——道」，即在二十四小時內，時刻要以鍛鍊為道，杜絕病源。

尤其是從事腦力工作的人，一定要注意，過勞、過逸都不好。要勞逸結合，張則弛之，逸則勞之。醫學研究指出，工作學習時間太長，致使精神緊張過度勞累，是促成高血壓病發生的一個重要原因，也與動脈粥狀樣硬化的發生有密切關係。所以生活決不能持續性緊張，而應該有張有弛，一張一弛，不僅是文武之道，也是養生之道。休息是為了更好地工作，充分休息，能使緊張的神經鬆弛下來，以蓄積精力，準備下一回合的衝刺。

運動是積極的休息，因此有人把運動稱為腦力工作者的「健腦劑」，這是有道理的。科學家做過這樣一個實驗：讓一個人平躺在一個大天平上，然後讓他做一道複雜的數學題，隨著思考的不斷深入，人們可以見到天平上的人頭部位所在的一側逐漸下沉，這證明血液對大腦的工作有直接影響。腦力工作者工作時，一般是靜坐姿態，而人體的消化、呼吸、循環系統都由於人體的相對靜止，而使身體能量跟不上大腦緊張活動的需要，於是出現「養分」不足的情況。因此，長時間的腦力工作後，人會感到精力分散，甚至頭昏眼花，產生疲勞的感覺。

美國著名心血管專家肯尼思．庫柏博士指出，只要參加運動就一定會受益。對腦力工作者尤其是如此。據統計，一九六八年美國有二十四%的成人開始運動，在此後的十五年裡，美國心肌梗塞死亡率下降三十七%，高血壓死亡率下降六十%，人的平均壽命從七十歲增至七十五歲。可見，運動是健康的最好夥伴。讓我們走進運動場，盡情釋放自己。

人的身體有六百多塊肌肉，必須要經常使用，否則就會萎縮。肌肉不但使我們能跑能跳，也能幫助消化、促進呼吸、收縮血管、輸送血液。如果肌肉不能正常發揮作用，就會影響身體各器官的功能。運動不僅能治療疾病，而且能防止身體老化，使你更有效率地學習。

運動的好處表現在：

1、增強心肺功能，運動受益最大的器官是心肺功能系統，其運動項目應是持久的、運動強度較小的項目，例如走路、騎車、登山坡、慢游泳等。進行這些項目的鍛鍊，最理想的強度是最大運動能力的六十%～八十%。

運動可增強心肺功能，加強心肌的新陳代謝，有助於血液回流至心臟，減少膽固醇等有害物質聚集在血管壁中。如進行適宜的體育鍛鍊，可預防心肺功能系統的疾病，如冠心病、動脈粥狀硬化等，事實上多運動可以使身體產生大量高密度膽固醇，它能清除血管壁內的凝聚物，使血管通暢無阻，使血壓下降到正常範圍。

2、增強和鞏固骨骼系統，防止骨內礦物質的流失，減少出現骨質疏鬆現象。

3、增強人體神經系統控制肌肉協調的能力，並保持關節較好的柔韌性，減少關節炎的發生，其中尤以腰、膝部最為重要。運動對肌肉來說，可以增加肌力。因為運動實則是肌肉的運動，透過肌肉的收縮與弛張，可使肌肉中毛細血管充分打開，從而，使肌肉得到充足的物質供應而變得粗壯有力。

4、運動對於呼吸器官而言，又是呼吸的促進器，可使呼吸肌強壯有力，肺活量增大，使肺內氣體交換充分，血液中含氧量增加，從而，大大提高新陳代謝能力。

5、運動還可以促進胃腸蠕動和增加消化液的分泌，從而，增強胃腸的消化、吸收功能。

6、運動可預防疾病，因為，適宜的運動一方面可使心肺功能增強，不致出現超重或肥胖；另一方面，運動亦可增強肌肉、骨骼，減少骨質疏鬆的機會。此外，對一些疾病也能產生預防作用，諸如糖尿病、關節炎等等。這些疾病，其病因或許是與遺傳、性別、生活方式有關，但運動鍛鍊在某種程度上也有預防的功效，即體魄強的人，罹患傷風感冒的機會也會大大的少於體質衰弱的同齡人。

7、透過運動提高智力。當湯姆．康克林還是大學一年級的新生時，他費了好大的勁想加入學校的有氧健身操俱樂部。隊員的選拔條件是平均成績必須達到一定程度——為此，康克林在學業上整整奮鬥了一年，略有進步後，學業的平均成績達到C，他被錄取了。開始訓練後，他的平均成績一下子升到了B，康克林驚歎道：「我可以吸收很多的資訊，而且過目不忘。」當他成為教師後，他總是建議那些苦於學海無涯的學生去做有氧健身操。

運動的益處不僅僅是在於提高心率，對健身迷來說，這不是新發現。很多研究人員是在研究了運動和學習之間的關係之後認為，運動鍛鍊就像它增強了骨骼、肌肉和心肺的功能那樣，它也增強了大腦內部深層結構各部分的機能——基底神經節、小腦和胼胝體。

當然，不運動，阿諾•史瓦辛格也不會身材短小，愛因斯坦也不會智力平庸。但是，越來越多的研究證明，透過有氧運動使人的大腦產生了一些重量變化，人們掌握新知，牢記舊知的本領有所提高。運動不僅能更充足的供應血流營養大腦，還能供給細胞更豐富的天然物質，一般稱作神經激素，以促進細胞生長，在有氧運動的基礎上，加上舞蹈、籃球等一系列協調性的複雜動作，大腦的神經元之間會生長出更多的聯結，意味著大腦能更有效地掌握各種訊息。

儘管對青年人依靠運動來提高智力的研究尚在進行之中，但迄今為止最有力的證據卻獲自老年人。許多針對老年人的研究顯示，運動可延緩大腦衰老和退化，加強大腦的功能。七十四歲的海倫・尤特說：「進行晨運後，我玩橋牌和填字遊戲更拿手了。」這話和湯姆・康克林說的如出一轍。

在美國絕大多數的健身俱樂部，都為參加健身的人提供有氧健身操或其他有氧運動的科學指導。健身俱樂部中專門為人們指導的教練，都是有著豐富經驗的人，他們對有氧健身的研究不但深入，而且還有實際的經驗。

學校裡的學生每天都要安排三十分鐘的有氧運動，成人也和孩子一樣，一周內總要擠出時間來到附近的俱樂部中參加有氧運動。研究數據顯示，每周應運動三次每次時間要達三十分鐘，心跳要達一百三十下——當然還可以更多一些。

科學家說，任何時候開始運動都不算晚，即使你已年逾六十歲。如果你持續五年因運動而變得健康，比起身體不佳的同齡人，不管以後何種原因，死亡的可能性都會降低到四十四%。

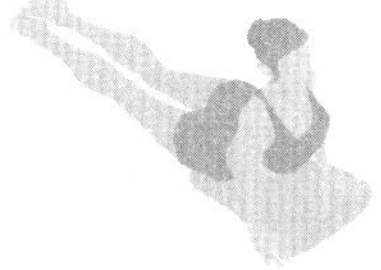

不要為不運動尋找藉口

一項城市調查顯示，健康運動中，中青年健身者的身影寥若晨星，在運動人群中所佔的比例僅為八・九％。這些中青年面對運動時，不運動的人常找這些藉口：

藉口之一：自己還年輕

無論從精神、心理和生理機能上來說，年輕似乎是健康的代名詞，做事得心應手，做家事身手佼捷，外出遊玩輕鬆悠閒，日常生活愉快灑脫，至於跑步健身做運動，那是老了以後的事，但是別忘了，運動對身體而言是「零存整付」，年輕時不運動（不「零存」），到了老年何以享用？

藉口之二：哪有時間啊？

早上為了孩子忙，白天為了工作忙，到晚上還要忙家務（應酬），禮拜天、節假日探望老人家，走親訪友（甚至睡個懶覺），哪有時間去跑步健身？

但是別忘了，什麼好都不如身體好，沒有一個好的身體，我們能又做些什麼呢？什麼都可以先擱下，唯有健身不能忘。

藉口之三：缺少健身場地

沒有好的場地，沒有必須的設施、沒有足夠的健身器材是很多人拒絕健身的藉口。如果自己的家居環境較為寬敞，而且在經濟條件允許的情況下，設一個健身房，添置一些健身器材不但有利於個人的身體鍛鍊，對於整個家庭而言也是再好不過了。但是別忘了，顯然對於普通家庭來說，眼前這還是奢望。但我們還是可以輕而易舉地做許多健身運動的事情，如：健身操、慢跑、游泳、跳舞、騎車等運動，甚至早上到公園綠地慢跑一圈，呼吸一下新鮮空氣，也能彌補「沒有健身房」所帶來的缺憾。

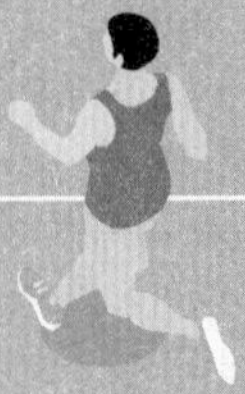

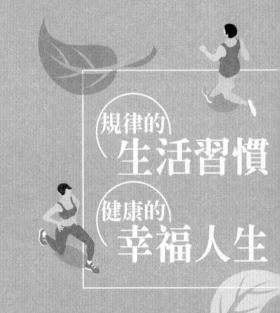

規律的生活習慣

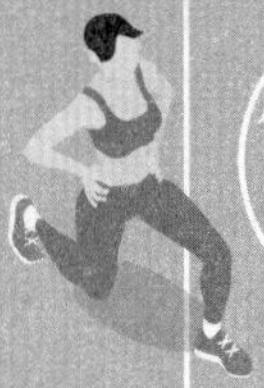

健康的幸福人生

Healthy Life

Chapter 2

遠離病菌，
養成良好的個人衛生習慣

習慣的養成是多種因素的結合體，透過人的意志，可以改變自己的習慣，尤其是對那些不良的個人衛生習慣的克服。

養成良好的衛生習慣，有益於身心的健康，可減少皮膚病、寄生蟲病、胃腸道疾病、傳染病等的發生。為了擁有健康的身體，我們一定要多瞭解、學習健康知識，改變不良的衛生習慣。

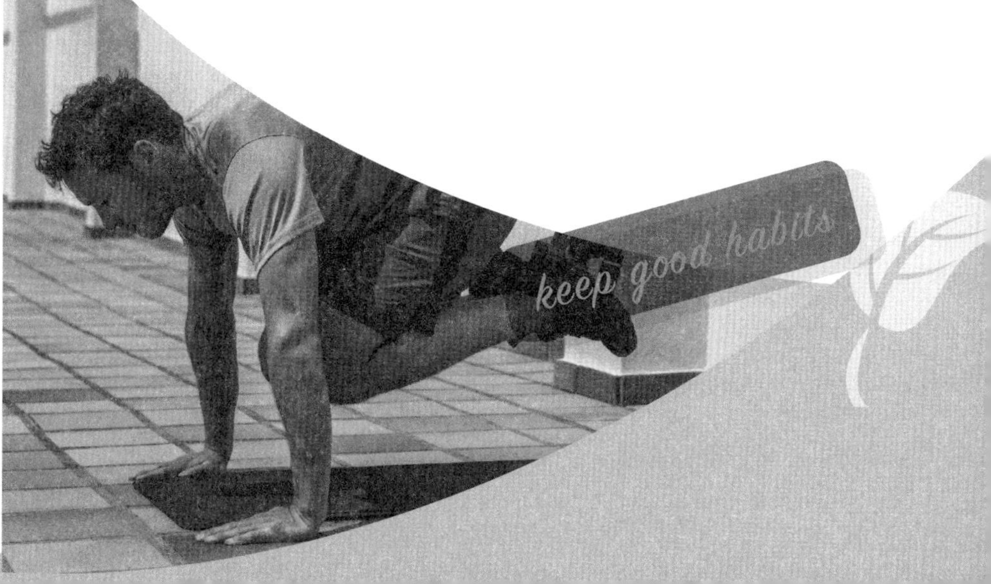

漱洗中的細節

有這樣的民間諺語說道：「冷水洗臉，美容保健」；「溫水刷牙，牙齒喜歡」；「熱水洗腳，如吃補藥」。這些諺語都是有一定的科學根據的，尤其在冬季，更不要忽視像洗臉、刷牙這樣的日常小事。

一、冷水洗臉可預防感冒

很多人都有這樣的經驗，早晨起床或午休之後，用浸過冷水的毛巾擦臉，頓時就有一種頭清目明的感覺，精神也為之振奮。

在用冷水洗臉的過程中，冷水的刺激既可改善臉部的血液循環，又可改善皮膚組織的結構，增強皮膚的彈性，減少臉部皺紋的出現。

可見，用冷水洗臉不僅可以清潔皮膚，還可以保養皮膚。用冷水洗臉的保健作用可鍛鍊人的耐寒能力，預防感冒、鼻炎，對神經衰弱的神經性頭痛患者也有益處。

當然，洗臉用的冷水溫度也不能太低，以高於攝氏十度為宜，這樣的溫度在寒冷的冬季會有一種溫熱感。

二、溫水是口腔保護劑

資料顯示，人的牙齒能在攝氏三十五～三十六・五度的口腔溫度下進行正常的新陳代謝。如果經常給牙齒忽冷忽熱的刺激，則可能導致牙齦出血、牙齦痙攣或其他口腔疾病的發生。醫學研究認為，用溫水刷牙有利於牙齒的健康。

反之，長期使用冷水刷牙，就會出現「人未老，牙先衰」的結局。日本厚生省的一項調查顯示，牙齒的壽命平均比人的壽命短十年以上，根源便出在「冷水刷牙」這一生活習慣上。

實驗證明，攝氏三十五度左右的溫水是最佳的口腔保護劑，用這樣的水漱口，既有利於牙齒，也有利於咽喉和舌頭，還可以清除口腔裡的細菌和食物殘渣，會讓人產生一種清爽、舒服的口感。

三、熱水洗腳易入睡

人體足部的穴位很多，睡前用熱水泡腳，既乾淨衛生，又能消除疲勞，達到防病治病的作用。腳在人體的最底端，屬於人體末梢，在熱水的浸泡下，血管擴張，局部的血液循環加快，從而增加了下肢血液營養的供應。所以冬季持續用熱水洗腳，對凍瘡有一定的預防作用。

患有失眠症和足部靜脈曲張的人，每晚用熱水洗腳，能減輕症狀，易於入睡。當然，洗腳水也不能太燙，應根據季節的不同控制水溫：冬季以不超過攝氏四十五度為宜，夏季則可控制在攝氏五十度左右。

四、洗澡水的溫度依季節和個人情況而定

和洗臉、洗腳比起來，洗澡是一種「全面」保持皮膚乾淨、增進身體健康的措施。洗澡的效果與水溫是很有關係的，但又不能籠統地認為熱水比冷水強或涼水比溫水好，而應該根據洗澡的目的、季節和自己本身的身體狀況，選擇溫度最適宜的洗澡水。

一般人洗澡的主要目的是清除皮膚表面的污垢。由於生理和環境的原因，人的皮膚表面其實是個積垢納污的「垃圾場」，汗、皮脂、灰塵堆積在皮膚表層，既堵塞皮膚毛細孔，又影響儀表容顏。這時，最有效最簡便的清除方法便是洗澡。

由於人體排出的汗（鹽）和皮脂對熱水有較好的可溶性，所以熱水浴對清除皮膚「垃圾」，效果是最理想的，熱水溫度可在攝氏三十八度至四十度之間（手伸進水的感覺是略有點燙）。

有些時候，人們洗澡的目的是為了消除疲勞，獲得一種清爽和舒適的感覺；但有些人，因為身體狀況不好（比如心肺功能不佳、脂漏性皮膚炎等），不太適宜洗熱水浴。這兩種情況，洗溫水浴較為理想。

溫水浴的水溫一般是在攝氏三十四度左右，水溫比皮膚溫度略高，但比體溫低，用手試，稍覺得熱，泡進去後，覺得不冷不熱。一般皮膚病的藥浴也應選用溫水為宜。

夏季，人們常常去游泳。這其實就是自然冷水浴。「冷水」的範圍相對較寬，一般是在攝氏二十五度以下皆可稱之。冷水的去污能力不是太好，但因為取得方便，又有一定的降溫效果，所以夏季選用冷水浴的人是比較多的。

熱水浴、溫水浴和冷水浴都有其獨特的保健功效。熱水浴可以使血管擴張，促進血液循環，減輕肌肉痙攣，同時還可消除疲勞。溫水浴有一定的鎮靜作用，在溫水裡泡十～十五分鐘後，特別有利於睡眠。比較起來，冷水浴的健身效果就更為明顯了，它可以增強心血管功能，減輕氣管炎和肺氣腫的發病程度，增進消化功能，能預防上呼吸道感染、關節炎和肥胖病症，等等。

當然，冷水浴（包括冬泳）必須遵守「循序漸進」的原則，最好能從秋天開始（因為秋天氣溫逐日降低），漸漸實施於一年四季；從局部（臉、四肢等）開始，漸漸擴大為全身沐浴。冬季做冷水浴，必需要多做一些準備活動，沐浴的時間以二～五分鐘為宜。

經常洗冷水澡

冷水浴是利用水這種自然物質來鍛鍊身體，它不僅可以改善體質防病抗衰，也是保持皮膚健美的一種簡便易行的方法，冷水鍛鍊的方法很多，應根據每個人的體質情況因人而異。下面介紹一些冷水鍛鍊方法：

一、冷水洗臉

先把臉部搓熱，再用濕毛巾摩擦臉部、耳部、頸項，直到把臉部的皮膚擦紅，然後用乾毛巾將臉擦乾。

二、冷水洗腳

人在冬天入睡前，如果足部受涼，易引起感冒。用冷水洗腳可產生預防效果。方法是，每次足浴時，先以兩手不停地摩擦足部，浸泡一～二分鐘，然後用乾毛巾把足部擦紅擦乾。接著在溫水中浸泡一會兒，以加速足部的血液循環。

三、冷水擦身

這種方法不是冷水一下子作用於全身，而是少量多次地用冷水接觸皮膚，刺激強度比較緩和，一般人多能接受。

四、冷水沖淋

習慣於冷水擦身後，可開始淋浴。在全身皮膚接受冷水沖淋時，要不斷的進行自我按摩，使皮下血管迅速擴張，由於冷水刺激性強，淋浴時間一般不超過三十秒～一分鐘。

五、冷水浸泡

冷水浸泡就是把身體浸泡在冷水中。水溫要根據個人的耐受力而定。冷水浴時，在水中不要靜止不動，要用力按摩，活動四肢。

進行冷水鍛鍊要持之以恆，不要時斷時續，但應本著循序漸進的原則。冷水鍛鍊最好從夏季開始，使身體有個適應過程。另外，冷水浴一般在早晨起床後進行較好，因為它有利於消除睡眠後大腦皮質層的抑制狀態，使人精神振奮，情緒愉快。

女性應每天沐浴保持清爽

女性朋友在沒有陰道感染時，不提倡使用藥物、各類清洗液來清洗陰道，因為大量使用這些含藥物成分的清洗液，容易破壞陰道的自我保護功能，導致女性陰道的免疫力下降。日常清洗時，使用溫水即可。

有些人認為陰部每天洗得越勤越好，這樣才能健康、舒適。專家指出，陰部皮膚因有尿便殘液存留，所以需要經常清潔避免感染，但並不是洗得越勤越好。過度的清潔會破壞皮膚表面上的保護膜，從而使其變得乾燥不適，乃至瘙癢。

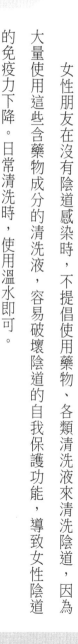

還有人認為白帶是不乾淨之物，甚至每次清洗陰部時，將手指裹上乾淨的濕巾伸入陰道內擦洗，以求徹底清潔，但白帶卻因此而越來越多。

白帶是陰道上皮細胞所分泌的黏液狀物質，猶如白色、半透明的雞蛋清，無味無刺激，正常的白帶是女性生殖系統健康的訊號之一，絕不是不乾淨之物。如果手指裏濕巾清洗陰道，很可能會帶入致病細菌，改變陰道正常菌落的分佈，某些病菌便乘機大量繁殖而致病，使得白帶增多甚至引起外陰部搔癢，成為非特異性陰道炎。

正確的清潔陰道方法是：

1、清洗次數：每天一次即可。

2、清洗方式：最好採用淋浴用溫水沖洗，如果無淋浴設備，可以用臉盆代替，但要專盆專用。

3、清洗順序：先洗淨雙手，然後由前往後清洗外陰，再洗大、小陰唇，最後洗肛門周圍及肛門。

必須注意的是，要有自己專用的盥洗用具、浴巾，不可與他人共用，不可與洗腳盆共用。家庭成員中有香港腳、手癬、體股癬患者的女性更要注意，內衣與襪子等不可混洗，以避免交叉感染。

男性也要常洗下半身

由於女性陰道分泌物多，清洗下半身似乎是必不可少的事。而男性卻很少有清洗下半身的習慣。

前面已經介紹過，陰囊、陰莖皮膚皺褶多，汗腺多，分泌力強，尤其是通風不暢，若穿非純棉的內衣褲會使通風情況變得更糟，於是大量的汗液、殘留的尿液、未擦淨的糞便渣、夫妻同房後留下的女性性分泌物和精液等，均會污染到整個陰莖、陰囊和會陰部。

這種條件非常有利於細菌等微生物的繁殖，如果不清洗乾淨，不但會有臭味，而且也不利於皮膚的保健。中老年人由於皮膚變薄，抵抗力下降，不僅是會陰部包括兩側大腿也可能出現糜爛現象。還有可能引起男性本身的局部病變，如陰莖癌、陰囊炎、股癬等。在性交時，若把這些不潔物質和微生物帶入女性陰道內，就會影響女性陰道的清潔度，甚至造成感染。

所以，男性也應養成每天用溫水清洗下半身的好習慣，注意不要用太熱的水洗。可不要小看洗下半身這件事，不要流於形式，否則有可能事倍功半，甚至適得其反。如有些人圖省事，用洗腳水湊合洗一洗，殊不知會把腳癬的黴菌傳染到會陰部，形成股癬。

清洗順序是先洗生殖器官，再洗肛門，洗過肛門後就不要再洗生殖器官了。擦乾的順序與上面講的一樣，要單獨準備一條毛巾，不要和洗腳毛巾混用。擦完後用乾淨水洗淨毛巾晾乾。

冬天氣候寒冷時，睡覺前用溫熱水清洗下半身，再配合用熱毛巾摩擦會陰部，還可促進全身血液循環，既有催眠作用，又能健身防病。對中老年失眠、性機能衰退性陽痿、痔瘡等還有顯著療效。

維護良好的口腔衛生

人體的生長發育，新陳代謝，需要大量的能量來供給神經、呼吸、循環、泌尿等各個生理系統。每日身體的活動、勞動，也消耗大量的能量。這些能量的來源，主要是來自食物。

食物一定要經過身體的加工及吸收以後，才能變成人體細胞可以利用的營養。但它是由哪些器官來供應呢？

首先就是口腔和牙齒。適當的護理，可以讓你的牙齒牙齦保持一生的健康。

一、正確地刷牙

刷牙能去除依附在牙齒上的牙菌斑，因為牙菌斑中的細菌接觸到食物，會產生酸，導致蛀牙。吃完東西後要在十五～三十分鐘內刷牙，喝含有糖份的飲料後要馬上漱口。

刷牙時要注意如下幾點：

①用軟毛的牙刷，在牙刷上擠的牙膏每次最好不要超過一公分。

②刷牙時牙刷與牙齦線成四十五角度。

③牙刷在牙齒上以打圈的方式刷牙齒嚼面的最上部。每次刷一顆牙，連續進行。避免刷毛與牙齒平行刷和過於用力刷。讓刷毛刷到兩顆牙齒的中間。

④用同樣的打圈方式清潔牙齒面對舌頭的那一面。

⑤清潔下前牙時，刷頭的角度是對著牙齒內面上下打圈刷。

⑥清潔上前牙時，刷子的角度是上下筆直，刷頭指向嘴上部。以打圈的方式刷。

⑦輕輕地用軟刷刷舌頭，從後部刷到前部，不要用力刷。這會幫助清除舌部細菌保持呼吸清新。

⑧刷牙兩三分鐘後，用水漱口，沖洗口腔。

⑨牙刷開始使用後就會有大量的致病細菌生長繁殖，如白色鏈球菌、溶血性鏈球菌、肺炎球菌等。這些細菌會透過口腔直接侵入人體消化道和呼吸道，引起腸炎

和肺炎感染等。因此，牙刷用後要清洗乾淨，保持乾燥通風，並注意勤更換，每隔三～四個月換一次牙刷。

二、正確使用牙膏

使用牙膏，要注意如下幾點：

①一條牙膏不要用太久，因為牙膏使用時間越久，暴露在空氣中的機會就越多，與牙刷的接觸頻率就越高，相對的接觸細菌的機會也就大大增加。雖然對牙膏的更換時間並沒有一致的說法，但最好是使用小條的牙膏，約一個月換一次。

②一家人不要合用同一條牙膏。因為每個人的口腔都是一個有多種細菌存在的環境，平時我們再認真刷牙，也只是減少牙齒表面存留的細菌，不可能完全杜絕，尤其是在牙刷毛的間隙中會有細菌附著。如果一家人合用一條牙膏，每個人口腔中的細菌都會在牙膏管口聚集，隨後又被別人的牙刷帶走。所以說，越多人使用同一條牙膏，牙膏管口的細菌存積就越多，細菌傳播的機率就越高。

③牙膏最好換著用。目前牙膏的種類琳琅滿目，大致可分為普通牙膏、藥用牙

膏與含氟牙膏三大類。在普通牙膏的基礎上，加入一些有口腔保健作用的藥物或防齲功效的氟化物，就變成藥用牙膏和含氟牙膏。每個人要根據自己口腔的需要來選擇，應該盡量換著使用不同的牙膏，這樣，就能發揮不同牙膏多方面的功效，從而維護口腔健康。

三、正確使用牙線

刷牙前先使用牙線清潔一次。牙線能清除殘留在齒縫之間的食物和牙菌斑，如果牙菌斑一直殘留在齒縫之間，會形成牙結石，那就必須要請牙醫來清除了。

四、定期檢查牙齒

最好每半年檢查一次牙齒，並接受牙醫的建議，接受必要的治療。千萬不要忽略你的牙齒健康，平常多注意保健，有蛀牙要趕快治療，如果會疼痛就趕快找牙醫處理。哪怕沒有什麼牙齒病變，但是牙齒的顏色不佳，也應該盡早進行潔牙和美白處理，盡量少吸菸以及飲用太多的濃茶、咖啡。

養成良好的足部衛生習慣

足部是人體很重要的器官，養成良好的足部衛生習慣是非常重要的：

1、每日用溫水和中性的香皂洗腳，保持足部清潔乾爽。

2、洗腳前用手試測水溫，絕對不能用太熱的水泡腳而造成燙傷，避免皮膚破損，水溫以手背皮膚能耐受為宜。

3、腳洗淨後，應用乾毛巾輕輕擦乾，包括足趾縫間，切勿用粗布用力摩擦而造成皮膚擦傷。

4、為保護皮膚柔軟，不乾燥皸裂，清洗完後可塗抹護膚乳液，但不要塗抹於足縫間。

5、足汗多時不宜用爽身粉吸水，以防毛孔堵塞而感染。不宜穿著不透氣的尼龍襪，宜穿著棉紗襪或羊毛襪。

6、每天要檢查足底、足跟、趾縫，有無破潰、裂傷、擦傷等，如果發現足部病變應及時求醫，妥善處理，切不可等閒視之，以免貽誤治療時機。

7、雞眼、胼胝不能自行剪割，也不能用化學藥物製劑腐蝕，應找醫師處理。

8、鞋襪要大小適中，每天要更換襪子，最好有兩雙鞋子可供更換，以便鞋內保持乾燥。穿鞋前應檢查鞋內有無砂石等異物，以免腳底不適受傷。

9、不宜穿尖頭鞋與高跟鞋，切忌赤腳走路或穿拖鞋外出。

・寒冬做足部保暖時切忌用熱水袋，暖水壺保溫，以免足部燙傷。

・足部破皮不貼膠布，足部感染時要及時治療。

・忌菸酒，對防止血管和神經病變有益。

・盡量避免足部損傷，防止凍傷擠傷，選擇適當的運動項目，將損傷的危險因素降到最低限度。

不能忽視「洗手」這個簡單的問題

一般來說，人們的一隻手上可以黏附大約四十萬個細菌，這絕不是危言聳聽。要降低這些風險，就要勤洗手。專家建議，勤洗手並用消毒皂洗手，可以使生病的風險降低四分之三甚至更多。

從專家們提供的數據可以看出，洗手與疾病、健康、生命的關係十分重大。因此，我們不能忽視「洗手」這個簡單的問題。

我們要注意，在下列情況下一定要注意洗手：

飯前飯後，便前便後，吃藥之前，接觸過血液、淚液、鼻涕、痰液和唾液之後，做完打掃工作之後，接觸錢幣之後，接觸別人之後，在室外玩耍沾染了髒東西之後，戶外運動、寫作業、購物之後，抱孩子之前，接觸過傳染物品之後，更要徹底清潔雙手。

那麼，怎樣洗手才能確保雙手已經保持清潔了呢？正確的洗手方法是：先打開水龍頭後，以流動的水沖洗手部，應使手腕、手掌和手指充分浸濕；打上肥皂或洗手液，均勻塗抹，搓出泡沫，讓手掌、手背、手指、指縫等都沾滿，然後反覆搓揉雙手及手腕部。整個搓揉時間不應少於三十秒，最後再用流動的自來水沖洗乾淨，直至手上不再有肥皂泡沫為止。

一般情況下，應照此辦法重複二到三遍，以確保把全部髒東西去除。觸摸過傳染物品後的手，洗時更要嚴格消毒，至少應照此辦法搓沖五至六遍，使「保險係數」更大一些。再用清水沖洗，沖洗時把手指尖向下，雙手下垂，讓水把肥皂泡沫順手指往下沖洗，這樣才不會使髒水再次污染手和前臂。

洗手時，有三個環節不能忽視：

1、是要注意清除容易沾染致病菌的指甲、指尖、指甲縫、指關節等部位，務必將其中的污垢去除。

2、是要注意徹底清洗戴戒指的部位，因為手上戴了戒指，會使局部形成一個藏污納垢的地區，稍不注意就會使細菌「漏網」。

3、是注意隨時清洗水龍頭開關。因為洗手前開水龍頭時，髒污的手實際上已經污染了水龍頭開關。

開關處也要用手抹上肥皂沫摩擦一會兒，再用雙手捧水沖洗乾淨，然後再關水龍頭。如果用的是「感應式」開關，則省事多了。

手洗淨後，一定要用乾淨的個人專用毛巾、手帕或擦手紙擦乾雙手，並勤換毛巾。如果用髒毛巾或髒手帕，甚至用衣襟擦手，實際上會造成「二次污染」。手洗淨擦乾之後、吃東西之前，仍要保持手的清潔，注意別再去動這兒摸那兒，如拿抹布、搬桌椅、開門窗、掏鑰匙、拉開關、解圍裙、繫腰帶、扣扣子等，要盡量使雙手處於潔淨狀態。總之，手洗淨後應該直接去吃飯或吃東西。

對環境中含鉛污染和飲食衛生要特別注意

鉛，是一種對人體沒有任何生理功能，而具有神經毒性的重金屬元素。兒童的神經系統對外界毒性物質的抵抗力非常脆弱，對鉛毒特別敏感。鉛毒對兒童的損傷初期可能沒什麼症狀，但隨著鉛毒在體內逐漸積累，慢慢會使身體成長及智能發育受到危害，甚至造成大腦整合和協調功能紊亂。

鉛污染主要來自空氣和飲食，所以我們對周圍環境中的含鉛污染和飲食衛生要特別注意：

1、空氣中的鉛污染，最主要是來自汽車排放出來的氣體和燃煤。所以我們在上下學的路上要盡量避免直接接觸到汽車排放出來的廢氣，而戴上口罩是避免直接吸入廢氣的最佳方法

2、對於剛剛裝修過的新房或者剛油漆過的傢俱房間，一定要開窗通風並空出

一個月左右，等到含有鉛等有害物質的氣體散盡之後，方可入住。

3、據統計，兒童體內鉛的含量八十%～九十%是從消化道攝入。所以，一定要勤洗手，不吸吮手指頭，尤其不要邊玩邊吃零食，邊翻書邊進食，不啃鉛筆。使不正當行為造成的「鉛攝入」降到最低限度。

4、少吃或不吃高鉛飲食。像松花皮蛋、爆米花和劣質的罐頭飲料和食品盡量少吃。不飲用隔夜第一段自來水，清晨先打開自來水放水一～五分鐘，因這段水含鉛量較高。

5、多吃含鈣、鐵、鋅食物。在腸道裡，鈣、鐵、鋅與鉛進入體內是透過同一運載蛋白，所以存在相互競爭機制。而豆製品、肉類、蛋類和動物肝臟中含鈣、鐵、鋅較為豐富。

6、避免接觸污染的食品。袋裝食品要防止上面的字、畫、商標與食品直接接觸，許多包裝袋上面的印刷油墨都是含鉛的。

注意日常用品的衛生隱患

現代人越來越講究衛生，往往把居家環境打掃得一塵不染。然而，這樣的衛生環境僅是肉眼可見的，而在「乾淨、清潔」的外衣掩蓋下，卻暗藏著無數看不見的衛生隱患，在侵蝕著我們的健康。

一、毛巾

一般家庭使用的毛巾大多是放在浴室裡面，但由於空氣不夠流通，而且毛巾每天都要用好幾次，很難有乾燥的時候，這樣極容易滋生繁殖病菌，久而久之對人體健康不利，可導致皮膚病等。毛巾要經常清洗乾淨並拿到室外進行「日光浴」的高溫消毒。

二、盛水的容器

家庭使用的臉盆和浴盆，有的是個人單獨使用，有的是眾人共同使用，用久了以後都會積累污垢，滋生細菌，影響人體健康。盛水的容器應經常洗淨保持乾燥並曬太陽，可達到消毒的作用防止細菌的繁殖。

三、掃帚

掃帚所到之處雖表面上顯得乾乾淨淨，實際上卻播下了無數細菌。所以，家庭多備幾把掃帚，廚房、寢室等分別使用不同的掃帚，用後要及時洗淨、曬乾。

四、拖鞋

尤其是供客人使用的拖鞋，極易由腳部有感染的客人留下病菌，若家人或其他客人再使用就會被感染到，這於已於人均極為不利。因此拖鞋應常清洗，並在太陽光下曝曬消毒，或用消毒液消毒。

五、地毯

有一種叫塵蟎的微生物大量繁殖於地毯上，它專靠吃人皮膚上掉落的皮屑維持生命，一旦接觸人體，便會乘機侵入肺腑和支氣管，過敏性體質的小孩更容易因此而誘發氣喘。所以，地毯要經常吸塵、清洗、消毒。

六、床

都市家庭常常會抱怨，才一兩天時間，桌面、地上就積滿了灰塵，不得不進行打掃，但他們卻沒想到床上又何嘗不是如此。所以，打掃床鋪也是每天的必修課程。

七、枕巾

每晚，我們在睡覺時，頭髮中的灰塵和細菌都貼在枕巾上，而灰塵又是滋生塵蟎的沃土。

人睡覺，特別是側臥時，鼻口就將枕巾上的灰塵或細菌吸入，直接影響了人們的健康。常洗頭，當然是保持枕巾清潔的好辦法，但更重要的是做到經常洗枕巾，一周應洗兩次。枕芯應每兩周曝曬一次。這樣不但能促進健康還能提高睡眠品質。

八、洗衣機

很多細菌、寄生蟲水浸不死，日曬不滅，洗衣粉、漂白水對它們也無可奈何。常見的真菌皮膚病如：汗斑、體癬，還有腸道寄生蟲、傷寒、痢疾、滴蟲病等疾病都能透過衣服引起感染。

因此，在使用洗衣機時不可將全家人的衣服放在一起洗，特別是健康人與病人的衣服，還有大人和小孩的衣服也要分開清洗為妥。

九、空氣清新劑

很多家庭常在室內噴灑芳香劑來「清新」空氣，殊不知芳香劑中的某些揮發性物質對人的神經系統有害，少數還可導致血液系統受損。因此，開窗通風才是清除室內異味的最佳方法。

十、浴室廁所

現在很多浴廁是不通風的，頂多就是有個換氣扇。這樣一個相對密閉的環境，正是細菌孳生的溫床。特別是有的家庭還在浴廁裡放置垃圾桶，以為這樣比較「衛生」，其實，這更有利於細菌的繁殖。因此，浴廁應常打開通風，垃圾桶應當每天清理。

十一、垃圾

廚房和浴廁是家庭中產生垃圾最多的地方，而且這些垃圾大多散發著濃重的異味，容易孳生細菌。因此建議大家，廚房和浴廁裡最好能各放一個垃圾桶。

使用沒有蓋子的垃圾桶，細菌透過空氣比較容易傳播。這也是傳染疾病的一種重要途徑，所以廚房和廁所最好使用密閉性較強有蓋子的垃圾桶。但是垃圾最好當日清理倒掉，因為家庭垃圾中的剩飯剩菜，在密閉的塑膠袋裡頭長期存放的話，會使一些病菌大量地繁殖。而那些木質紙張類垃圾由於對人體傷害不大，可以定期清理。

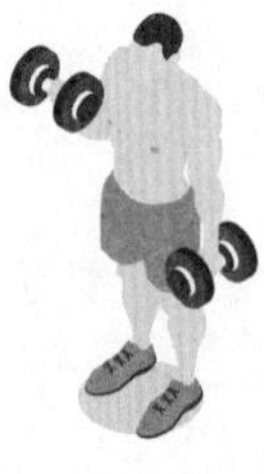

保持廚房衛生的好習慣

廚房衛生是保障家庭成員身體健康的重要關鍵。所以，進入廚房一定要注意如下問題：

1、現代化的廚具清潔、保養非常容易，基本的清潔保養方法是每次使用後，順手擦淨抽油煙機表面、瓦斯爐爐面、牆面瓷磚，以及使用過的器具、調味品等，清潔後收拾歸位。

2、注意切菜砧板的衛生。據檢驗報告顯示，每平方公尺切菜板上有葡萄球菌二百萬個之多，還有其他細菌。生、熟食交叉污染是發生食物中毒的主要原因之一。切菜砧板使用後要清洗乾淨，保持乾燥，生、熟食物及水果最好分開使用不同的砧板，以確保砧板衛生。

3、要經常清洗或更換洗碗布、抹布。抹布上的大腸桿菌、綠膿桿菌、黴菌等最多。以洗碗抹布為細菌傳播媒介或導致的傳染病，占疾病發生率的三十%以上。因此，抹布應經常消毒，常更換。

4、每次用過的碗筷要及時清洗，清洗時要用流動的自來水沖洗乾淨，並放在烘碗機內烘乾，勿用抹布擦乾以免抹布上的細菌再沾染到碗筷上，盛飯菜的碗盆使用前要用開水再沖一下。如果平時就能做到使用公筷母匙，那就再好不過了。

5、注意清除熱水瓶中的水垢。儘管飲水機已經走進了家庭，但使用熱水瓶的家庭也不在少數。使用時間較長的熱水瓶內壁往往會結有一些黃色的水垢，其中隱藏著一些對人體有嚴重危害的重金屬元素，如：鎘、砷、汞等。清除這些雜質的方法很簡單：加入醋或檸檬浸泡後，再用刷子刷洗接著用清水沖淨就可以了。

6、注意菜籃子的衛生。有人買蔬菜時將生、熟食物放在同一個菜籃子裡。殊不知，蔬菜、魚、肉上面的細菌和寄生蟲卵很多，會造成生、熟食物的交叉污染。因此，生、熟食物應分開放置，菜籃子要勤清洗、曝曬。

7、不食用未熟的肉、內臟、雞蛋。患有肝病、癌症、糖尿病、長期腸胃不適的患者、孕婦及因患氣喘病、關節炎而服用類固醇者應避免生食海鮮，尤其是受到污染的海鮮，這將加劇病情甚至導致死亡。

8、注意電冰箱的衛生。冰箱裡不宜放未洗淨的生雞蛋。通常，冰箱內留有專用的雞蛋盒位，一般人都認為鮮雞蛋放在冰箱可保存更長時間。但從食品（兒童食品）衛生角度看，這卻是易被忽視的食物中毒的來源。由於蛋殼在下蛋過程中在籠子裡滾動，受到的污染與雞糞的污染源一致，都可能含有沙門氏菌，造成食品（兒童食品）污染。如果開冰箱時手接觸蛋殼，又去碰其他的食物，產生交叉污染在所難免。因此，冰箱裡不宜存放未洗淨的生雞蛋。電冰箱內的低溫環境很適宜耶爾森氏菌的生長繁殖，從冰箱中取出食物要加熱後方可食用，否則可能出現腹瀉、噁心、嘔吐、發熱等症狀，導致耶爾森氏結腸炎的發生。

9、要及時將剩餘的易腐爛或已煮熟的食物放入冰箱，如果任其放置在空氣中長達二個小時以上，有害的細菌就會開始不斷地滋長。如在二天後食用，應在食用前先檢查一下食物是否變質。

盡量保持室內空氣的清新

調查顯示，人們對室內環境污染重視程度較以前有明顯變化，但總體水平仍不樂觀，僅有三成的家庭表示，裝修後請室內環境檢測機構做檢測很有必要。

室內環境污染是造成感冒等疾病的誘因之一。因此，室內保健要從淨化室內空氣入手，這是因為——建築、裝潢和傢俱本身所產生的有害物質，如：甲醛、氨氣等會刺激人們的呼吸系統，並使免疫力下降，既增加了傳染感冒的機會，也會使已有的感冒症狀加重。

如何淨化室內空氣？專家提出以下建議：

1、每天定時開窗通風，保持室內空氣流通。辦公大樓和家庭，以每天早、中、晚三次各通風二十分鐘為宜。實驗證明，室內每換氣一次，可除去室內空氣中六十%的有害氣體。

2、選擇適合的室內空氣淨化器，經常進行室內空氣淨化和消毒。在流行性感冒的高峰期，可用淨化室內空氣與常洗手兩項法寶來避免感染。

3、保持合適的室內溫度，避免室內外溫差過大。按照標準，室溫控制在十六～二十四度為宜。

4、增加室內濕度。冬季最適宜的室內濕度為三十%～六十%。若濕度過高可選用除濕機，若濕度過低可以選用加濕器，也可在暖氣片上放一個小水槽，或在室內養花種草，以增加室內空氣的濕度。

5、周圍環境污染嚴重，如：工業廢氣、汽車排放大量的廢氣時，要緊閉門窗，防止室外廢氣污染室內環境。

6、外出回家後，及時洗臉，更換室內服裝，避免將有害微粒帶入室內。

7、居住的環境要經常打掃，防止室內空氣中的細菌超過標準值。特別是密閉的辦公大樓、有病人的家庭、兒童房間和飼養寵物的家庭，應該請專門機構進行室內消毒。

8、盡量不使用各種氣霧型日用品，減少化學物品對室內空氣的污染。

9、新裝修的辦公大樓和家庭要注意室內環境的檢測與治理。

不可濫用消毒液，為了做到消毒環境衛生，許多家庭常會使用消毒劑。人們打掃時用強力潔劑，清洗衣物放大量的漂白水，就連平時洗手都恨不得用上消毒液。毒物專家提醒人們，消毒液在日常生活中已過於濫用了。為了更健康，更安全，在使用消毒液的時候，一定要注意如下幾點：

一、不要在洗衣服、洗餐具時加入消毒液殺菌

日用品的消毒無需透過消毒液就能做到。太陽光裡面的紫外線照射是最好的消毒劑；用稀釋一百倍的漂白水洗衣服也能完成殺菌；餐具則可採取在沸水裡煮十五～三十分鐘的方式。

二、進行大掃除時，不要隨意噴灑消毒液

想讓家庭空氣保持新鮮，最好的辦法不是消毒殺菌而是開窗通風。家裡畢竟不是醫院，細菌量有限，如果消毒液的水氣滯留在空氣，被人吸入反而會損害呼吸道。

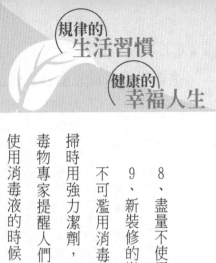

三、不要把消毒液與其他日用品混用

曾有人將廁所清潔劑與消毒水混在一起清潔浴廁，以為這樣能達到除垢兼消毒的作用，沒想到兩種藥劑混合後產生了化學反應，排放大量的氯氣，而使人當場窒息。專家建議，任何的清潔劑與消毒液最好參照說明書單獨使用。

人們使用消毒劑大都出於心理作用，覺得用了之後心裡踏實。但如果一味透過消毒來追求「無菌環境」，反而會造成環境中微生物細菌的抗藥性，而助長了病菌的肆虐。

那麼，在什麼情況下才有必要使用消毒液呢？

家庭清潔應以除塵為首要措施，只有家中有病人或患有傳染病的客人來訪後，才有必要對物品表面進行消毒。這時，消毒液最好選擇較溫和的種類，在配比濃度時應參照使用說明，不要盲目追求高濃度，寧可濃度稍低；對於衣物和餐具來說，消毒後要沖洗徹底，避免化學成分殘留；市場上有分別針對衣物和餐具所研發的消毒液產品，它們的配方和配比濃度各不相同，消毒時，最好不要超出其使用範圍。

衣服乾洗後不要馬上穿

現代人喜歡將衣服送進洗衣店乾洗。許多人從乾洗店取出衣物後便立即穿在身上，其實，這種作法是不對的。

剛從乾洗店取出來的衣物，有一種特殊的氣味，這種氣味越濃，對人體健康影響越大。這種氣味是來自於乾洗劑。

目前，大部分的乾洗店在乾洗時，都是使用一種叫高氯化物的化學藥品作為活性溶劑。這種化學藥品會影響人體的神經系統。

研究發現，如果長期暴露在這種化學藥品之下，容易引起人們發生腎癌。在乾洗的過程中，這種化學藥品被衣物纖維所吸附，待衣物乾燥時又從衣物內釋放到空氣中，從而影響到人體，這種影響對小孩特別嚴重，因為小孩對高氯化物尤為敏感。

許多人從乾洗店取回衣物，即使不穿也馬上放入衣櫃中掛起，這樣做也不好。因為衣櫃內的空氣不流通，會使衣櫥內充滿高濃度的化學藥品，從而污染了其他衣物。

正確的做法是，衣物剛從乾洗店取回來時，應該晾掛在陽台等通風處，讓衣物中釋放出來的化學藥品隨風飄散。當聞不到那種特殊的氣味時，就表示衣物中的化學藥品濃度已經降低，這時才能放心的穿在身上。

同樣，穿新衣也要注意安全，尤其是貼身穿著的內衣褲不能買來就直接穿上。新衣服是被人們忽視的一大隱性形殺手。衣服上的有害物質用肉眼是看不出來的，買的時候一定要多加留心，盡量選擇有品牌廠家所生產的產品。此外，挑選衣服的時候還要聞味、觀色。如果衣服散發出刺激的異味，就表示甲醛等有害物質的殘留量比較高，最好不要購買。

很多人認為新買的衣服是新的，又有袋子包裝，就一定是乾淨的。但事實上，如果不清洗就直接穿，特別是貼身的內衣褲，很容易引起過敏或其他問題。所以新衣服要穿之前最好先打開包裝晾曬一～二天，尤其是貼身內衣、襯衫、長褲等，最好先清洗後再穿，如此可減少生產過程中的甲醛殘留。

室內擺放合宜的植物

在室內適當的擺放一些花卉，既可增添溫馨氣氛，又有益於身心健康。但是，許多人錯誤地以為只要是花卉就多多益善，不加以選擇，盲目種養，將斗室弄得花枝招展。卻未曾想過美麗的花卉對人體健康也會構成危害。綠色植物在新陳代謝過程的同時，還要進行光合作用和呼吸作用。

光合作用必須在一定的光照強度下才能進行，相當於二百五十～一千瓦的白熾燈對於一公尺距離的表面的光照強度。當光照不足時，植物主要進行的是呼吸作用而不是光合作用，植物不停地吸入氧氣，放出二氧化碳，如果室內花開過多、就會增加室內二氧化碳的濃度，特別是到了夜間、植物的呼吸作用十分旺盛，再加上室內空氣不流通，二氧化碳濃度升高，長期下來將會影響身體的健康。

研究睡眠的專家指出，室內擺放植物不利人的夜間睡眠，其原因就是夜間植物放出二氧化碳，形成與人共爭有限氧氣的現象。氧氣減少，自然影響睡眠。

室內擺放的花卉宜選能夠吸收有害氣體的植物品種，如：吊蘭、菊花、石榴、蘭花、一串紅、薄荷、鐵樹、蘆薈等。

有一些花不宜在室內擺放，應多加留意：

1、帶有某種異味或濃烈香味的花卉：如松柏類，會分泌脂類物質，釋放較濃的松香油味，久聞會導致食慾下降和噁心。牡丹的沉鬱異味，會使人精神萎靡，乏力氣喘。夜來香、鬱金香之類香味濃烈，長時間待在這種氣味中，會令人難以忍受。水仙和玫瑰之類的名花，芳香襲人，時間一長，特別是在睡眠時吸入這些花息，也會令人難受。

2、會使人產生過敏反應的花卉：如：月季、玉丁香、五色梅、浮繡球、天竺葵、紫荊花等均有致敏性，如碰觸撫摸它們往往會引起皮膚過敏。重則出現紅疹，皮膚奇癢難忍。

3、帶有毒素的花卉：如：仙人掌科、含羞草、一品紅、夾竹桃、黃杜鵑和狀元紅等絕對不能在室內擺放。

經植物學家測定，這些植物的根或莖它含有一些有毒的汁液，其莖葉汁液觸及皮膚，有強烈的刺激性，若幼兒誤食將會引起咽喉水腫，甚至使聲帶麻痺失音。

另外，鐵海棠、紅背桂花、變葉木、紅鳳仙花、金果攬等一些具有觀賞性的花卉，均含有致癌物質，會誘發鼻咽癌和食道癌，要注意不要在室內擺放。

Chapter 3

注意細節，培養良好的日常生活習慣

專家指出：越早奠定健康生活方式的基礎，養成良好的生活習慣，以後獲益就越大。養成良好的生活習慣，不僅能夠使青少年健康成長，可以避免疾病纏身，而且到老都能保持身體健康。而培養良好日常生活習慣的關鍵在於注意細節，從小事做起。

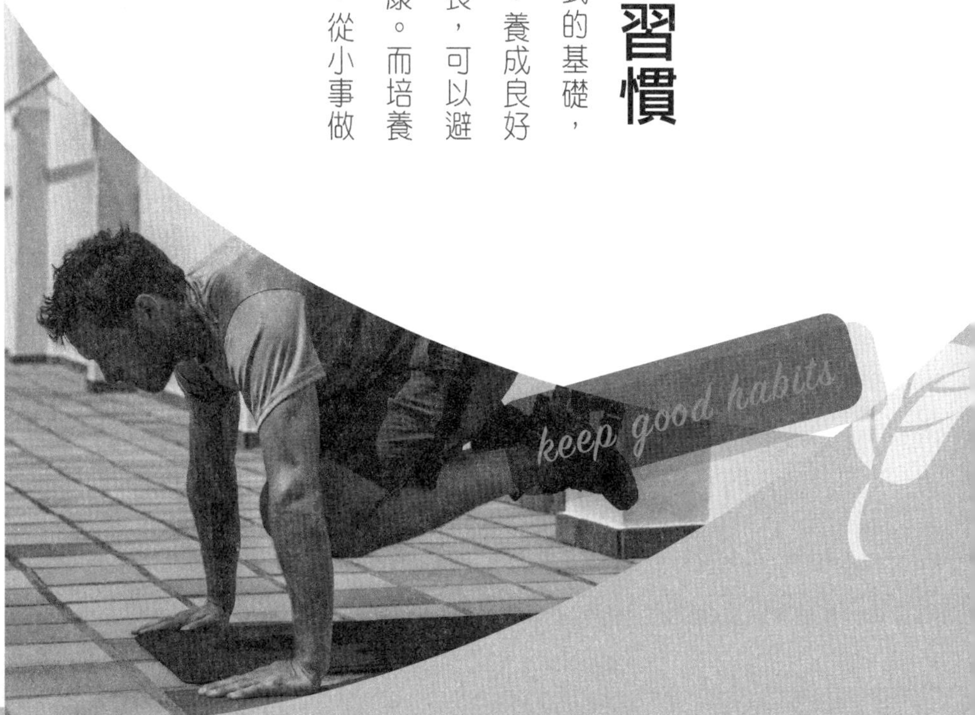

別讓不良的生活習慣危害健康

有人把高血壓、糖尿病、心臟病、腦中風等「中老年病」稱為「生活習慣病」。其實，不管把這些病症稱作什麼，疾病給病人與家屬帶來的痛苦是毋庸置疑的。說是「生活習慣病」，是因為任何疾病的起源都是從兒童時期開始的，也就是說它是由於不良的生活習慣累積而造成的。並不是每一位中、老年人都會有疾病。隨著生活習慣伴隨而來的疾病，我們可由生活習慣著手來預防。瞭解自己的不良生活習慣，並改正它。

一、生活習慣病的特徵

相信不少人都曾目睹或聽過這樣的經歷：某人因身體稍有不適去看醫生，一量血壓才知道有了「高血壓」。更糟糕的情況是，一看醫生就被診斷為「癌症」。其實，不管是高血壓、糖尿病或是癌症，一旦發病，藥物就只能做到控制病情讓病情不再惡化的程度，要根治是不可能的。這就是生活習慣病帶給人的痛苦。

生活習慣病的最大特徵是，當它侵犯人體時，無聲無息，完全沒有任何徵兆與感覺。而且是慢慢進行，不斷惡化。通常男性在約三十～三十五歲，女性在約三十五～四十歲開始發病，等到發現時，疾病已經在體內潛伏一段時間了，往往無法痊癒與復原。

二、不良的生活習慣所導致的疾病

生活習慣病雖然與遺傳基因有某種程度上的關聯，但最最重要的是與生活習慣、飲食習慣、運動習慣、休息睡眠等方面有著極其密切的關係。就以最常見的高血壓為例，若是經常暴飲暴食、嗜酒、缺乏運動、忙於工作而睡眠不足、熬夜等，這些不良的生活習慣將會使原本家族病史就有高血壓的年輕人，提早罹患高血壓。長期具有如此的生活習慣，會促使病情惡化且易罹患腦中風、心臟疾病或腎衰竭等疾病。改正生活陋習，會延緩高血壓的發病期並避免所有併發症的發生。

三、去除陋習是根本

人們以往的預防觀念「及早發現，及早治療」對生活習慣病的預防效果並不理想，生活習慣病的病因，是由生活陋習反覆作用、累積惡化的結果。即使在未有症狀之前就提早發現診斷也是無法根治與恢復的，一旦確診，完全治癒就很難。定期做全身性的身體檢查，如：生活習慣、健康及病史調查、身體狀況等等，對身體異常的早期發現，生活陋習的及早糾正，將疾病防患於未然是最好的方法。

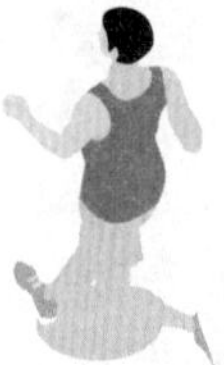

生活起居要適度，不可過度疲勞

在日常生活中，切忌犯養生的大忌——硬撐，不論做什麼，都要注意不超過一定的「限度」。

一、身體疲勞時不可硬撐

疲勞是身體需要恢復體力和精力的正常反應，同時，也是人體所具有的一種自動控制訊號和警告。如果不按警告立即採取措施，那麼人體就會積勞成疾，百病纏身。

所以，當自我感覺有全身乏力、肌肉痠痛、頭昏眼花、思維遲鈍、精神不振、心悸、心跳、呼吸加速等症狀時，就不要再「硬撐」下去。應立即注意勞逸結合，不宜熬夜，不宜做危險性的工作；思想要放鬆，胸襟要寬廣，心情要舒暢，不要因一些瑣事而煩惱，不要過於計較個人得失，應盡快採取保健措施，消除身心疲勞。

二、身體患病時不可硬撐

生病時，人的大腦、心臟、肝腎等重要器官的生理功能都在不知不覺中衰退，細胞的免疫力、再生能力和身體的內分泌功能也在下降。

如對頭痛、發燒、咳嗽、乏力、腰痠、腿痛、便血等不適症狀不重視，聽之任之，強忍下去，終將拖延耽誤，釀成重症。因此，當身體不適時，應及早到醫院診治，盡快恢復身體健康，切忌讓不適的身體硬撐下去而導致重病纏身。

三、起居上不可硬撐

大便硬憋，會造成習慣性便秘、痔瘡、肛裂、脫肛，除此之外還會誘發直腸結腸癌。憋尿會引起下腹脹痛難忍，甚至引起尿路感染和腎炎的發生，對身體的健康均十分有害。

因此，要養成每天固定時間大便的習慣，有了尿意就應立即去小便。每當晚上感到頭昏思睡時也不要硬撐，不可強用咖啡、濃茶去刺激神經，以免發生神經衰弱、高血壓、冠心病等。

四、飲食上不可硬撐

水是人體最需要的物質，必須養成定量飲水的習慣，每天飲水六～八大杯為宜。渴是人體缺水的訊號，表示體內細胞處於脫水狀態，如果置之不理，硬撐下去，則會影響健康。

肚子餓時應立即進食，不要隨便推延進食時間，否則可能引起胃腸收縮，出現腹痛、嚴重時還會引起低血糖、手腳痠軟發抖、頭昏眼花，甚至昏迷、休克等。經常饑不進食，易引起胃潰瘍、胃炎、消化不良等症。因此，在日常生活中，切忌硬撐。

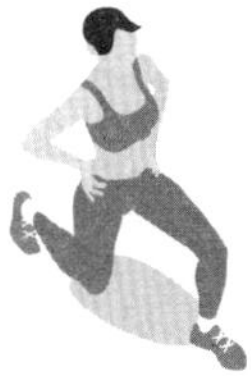

改正久坐不動的壞習慣

最近，德國醫學專家提出了一種對癌症的新看法：久坐不動的人易罹患癌症。因為人體中免疫細胞的數量隨著活動量的增加而增加，而久坐不動使人體沒有足夠的免疫細胞，因此就容易得癌症。

當人坐著的時候，人體的自然重心「腹部」就會被人為地分成兩個重心，一個重心位於心肺部，另一個重心位於腿部。這樣身體的壓力平衡就會受到干擾。這種壓力決定著什麼東西會侵入細胞，以及此後會發生何種變化過程。

如果自然重心得以保持，那麼這種變化過程就會是正常的，而坐得過久細胞內就會出現混亂，得到癌症的危險性自然就會增加。

騎車、跑步、游泳都可以增強細胞的免疫系統，促使腫瘤細胞在形成之初就被殺死。

無獨有偶，另一項國外醫療醫療研究已證實了久坐與結腸癌的存在有著一定的關係。醫學專家警告那些長期坐著工作的人，他們較其他工作方式者更容易罹患結腸癌。

原因在於，長年累月的坐著工作，體力消耗相對少，所攝入的脂肪、蛋白質的消化分解和代謝都較慢；腸蠕動減少，腸道排泄物易在結腸內滯留，其中的某些細菌與有害成分，會有較長時間來刺激結腸黏膜和腸壁；骨盆腔及腰背部血液循環受到壓迫而減慢，所以易罹患痔瘡，以及發生便秘的情形。同時，身體免疫力降低，脂肪沉積，膽固醇增高，易患罹患脂肪肝。如果是腦力過度使用者，大腦皮質過於疲勞，使得內臟調節神經功能降低，導致胃腸道的調節失常，使腸壁蠕動減慢，腸系膜血管緊張性增加，血液灌注減少。

研究分析的結果，進一步提醒長期坐著的工作者，要多吃含纖維素多的食品，如青菜、水果、高纖穀類等，以保持大便通暢；養成定時排便的良好習慣，不要強忍大便；同時應避免飽餐後立即坐下工作。

另外，長期坐著工作的人平時應經常散步，可使腹肌和橫膈肌的運動加強，而腹壁肌肉運動對胃腸也是一種按摩作用，可改善消化系統的血液循環，幫助胃腸蠕動，有助於消化功能的提高，防止結腸癌及其他疾病的發生。

對長期坐著的人來說，每工作二小時，應活動十五分鐘，這樣可達到預防結腸癌的作用。活動的方式很多，可因地制宜加以選擇，如：伸展四肢，扭轉腰膝，做軟身操等，以促進骨盆腔血液循環，增加胃腸蠕動。

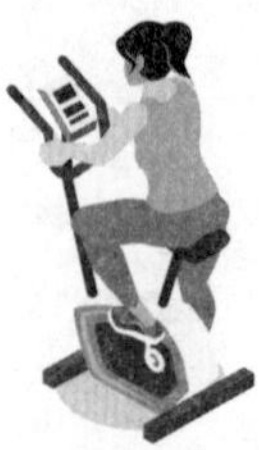

保持正確、有益健康的坐姿

人人都能坐，要說「不會坐」簡直有點令人覺得好笑。但其實並不是每個人都能掌握坐姿的奧妙，什麼樣的人該怎麼坐，坐姿應保持何種狀態最佳，我們都應該注意。

一、坐時不能蹺二郎腿

長時間持續不變的坐著工作，特別是蹺二郎腿工作，會給頸、背部造成持續的負荷，使背部肌肉、韌帶長時間受到過度牽引而受損，從而引起神經性的腰痛，但只要保持良好的坐姿，經過一段時間，就會恢復正常。

此外，蹺著二郎腿久坐，由於雙腿互相擠壓，會妨礙腿部的血液循環，久而久之，就造成了腿部靜脈曲張，嚴重者還會造成腿部血液回流不暢、靜脈炎等疾病。

二、舒服坐姿不一定好

並不是自己感到舒服的坐姿就是好坐姿。正確的坐姿應是上身挺直、收腹、下頜微收，雙腳併攏。如有可能，應使膝關節略高出髖部。如坐在有靠背的椅子上，則應在上述姿勢的基礎上盡量將腰背緊貼椅背，這樣腰背部的肌肉才不會疲勞。

久坐之後，應活動一下，鬆弛下肢肌肉。另外，腰椎間盤突出症患者不宜坐低於二十公分的矮凳，盡量坐有靠背的椅子，這樣可以避免腰背肌持續的緊張用力，也可以減少腰背痠痛的機會。

三、正確坐姿防「頸椎病」

頸椎病的根源是頸椎間盤退行性變性後，引起的一系列症狀。青少年時期發生骨質退行性變性的可能性是極小的，因此青少年的「頸椎病」，大多是與坐姿不良等因素有關。電腦操作者的正確坐姿，請保持坐著時整個腳掌著地。經常伸展腿部並改變腿部的姿勢。要經常站起來離開座位稍微走動，使整個人放鬆一下。注意，不要將箱子或其他物品放置在桌下，這樣會限制腿部的活動空間。

在電腦前的自我保健知識

電腦的普及應用，不僅給人們的工作和生活帶來了方便和無窮樂趣，也大大地提高了工作的效率。然而，長時間操作電腦對身體健康的影響，卻是一個不容忽視的問題。因此，從事電腦操作的人員，應瞭解和掌握電腦螢幕前的自我保健知識。為此，在操作電腦時要注意以下幾點：

一、坐姿與距離

操作電腦時應保持正確的姿勢，坐椅的高度要適當，腰要挺直，桌面高度要適宜，電腦的顯示器中心與胸部大致在同一水平線，螢幕與眼睛相距約四十～六十公分，鍵盤應放置在和前臂同高的高度。

二、光線與環境

電腦操作時間內的光線要適度，辦公室還可適當擺放一些植物，如仙人掌、萬年青等，以吸收電磁輻射，改善室內空氣。

三、保健與活動

電腦操作人員平時應多做眼部保健操，適當閉目休息，多向遠處眺望。

若在電腦螢幕前持續工作二小時以上，應休息一會，進行適當的活動，最好做些鬆弛肌肉的伸展操，多活動四肢、腰、頸和背部，以減輕疲勞。

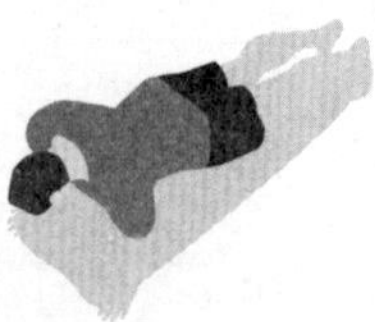

經常應酬者，應如何自我保護

如今，人們外食的機會越來越多。然而，許多人並沒有意識到，由此可能引發一系列的健康問題：熱量過高、脂肪過多、維生素和礦物質缺乏、慢性酒精中毒、各種食物不安全、不衛生等問題。

長此以往，很可能帶來肥胖、心腦血管疾病、糖尿病、脂肪肝、胃病、肝病、腸癌等不良後果。那麼，經常應酬、喝酒的人應如何自我保護呢？

1、應減少應酬的次數，每週應酬不超過二次，高濃度烈酒不超過一次，尤其不應連續應酬喝酒。回家後的飲食要清淡，以素食為主，少放油鹽，優先補充宴席上所缺乏的蔬菜、水果、雜糧、豆製品、牛奶、海藻等。

2、不得已在外用餐時，要有自我保健的意識。要注意葷素搭配，多吃些蔬菜、豆腐、食用菌類等清淡素菜，少吃油炒及煎炸的菜餚。這樣，就可以透過葷素搭配而達到營養均衡，在色澤和口感上也較有新鮮感。

3、要注意菜餚原料的新鮮度。不新鮮的魚蝦可能會產生有毒物質；環境污染地區捕撈的生猛海鮮中含有大量的污染物；醃漬食品中的亞硝酸鹽含量高，對胃癌的發生具有誘導作用；勿反覆使用回鍋油烹調，因回鍋油中含有促進衰老、致癌的物質。

4、最好在用餐前先喝一碗湯，再吃點含有碳水化合物的蔬菜，比如：地瓜泥、山藥絲、洋芋沙拉、蕎麥麵等，再加上清爽涼拌的蔬菜，這樣可避免空腹攝入大量油膩食品。飯前先吃些低脂肪高水分的食物，能預防飲食過量，也可以緩解酒精對胃的刺激。

5、先吃些淡味的主食，不要等到酒足菜飽時才想起主食。研究證明，鹹味的菜與清淡的米飯或粥若能以均衡的比例搭配，不僅可以產生最佳的味覺效果，而且還可以保護胃、肝、胰等內臟，減輕高脂肪、高蛋白、高鹽菜餚對身體所造成的危害。

6、盡量避免油酥類和煎炸類主食和西點。它們往往含有大量的飽和脂肪，對身體極為不利。

7、在應酬中還要注意不要勸酒灌酒，避免空腹飲酒；選擇飲料時避免可樂等營養價值低、熱量高的飲料，改以鮮果汁、各種茶水和優酪乳代之。

8、因工作需要須經常應酬的人應定期檢查身體，尤其是四十歲之後要每年檢查，及時發現慢性疾病，以便調整飲食和生活起居習慣，避免疾病的惡化。

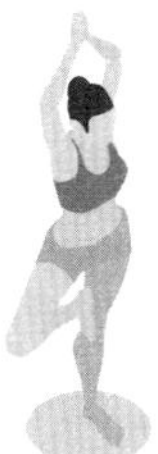

女性要避免不當的穿著習慣

著裝得當，可使女性更漂亮、更健康；如果著裝不當，就有可能受到傷害甚至引起疾病。因此女性著裝時要注意禁忌，以免影響身體健康：

一、又緊又窄的胸罩

女性如果每天長時間穿著又緊又窄的胸罩，會影響乳房及其周圍的血液循環，使有毒物質滯留在乳房組織內，增加罹患乳房疾病的可能性。

二、長時間穿高跟鞋

尤其是當女性長時間地穿著高跟鞋走較遠路程時，會引發腳部疾病。發育時期的少女若穿高跟鞋，會影響其正常發育與身高的增長。

三、太小太緊的內褲

有些身材不完美的女性片面追求束身效果，經常穿著又小又緊的內褲，這樣不僅會感到渾身不舒服，而且那些勒在身上的橡皮筋、彈力纖維也會影響到血液的流通，並使局部肌肉因不透氣及汗漬的污染而發炎。

四、連身式緊身束衣

很多胸部、胃部、小腹突出的女性喜歡穿著緊身束衣，這種衣服長時間穿在身上會引起心口灼熱、心跳加速、頭暈等不適現象，有時甚至會出現心口疼痛。

五、迷你裙

如果穿迷你裙時間太久，會使腿和腳部形成脂肪團。其原因是暴露在冷空氣中的身體部位所做出的生理反應，這也是為了避免肌肉凍傷所自然生成的一個脂肪保護團。

六、氣溫很低時穿裙裝

女性在寒冷、潮濕的天氣著裙裝，暴露在裙裝外面的下肢，就會因風寒的襲擊而出現冰冷麻木、痠痛不適等症狀，尤其是膝關節處，因皮下脂肪組織少，缺乏保護，更容易受到冷風的侵襲，久而久之，就會引起慢性風濕性關節炎。

七、長期穿著低腰褲、露臍裝

此類服裝會使腰部受寒，腎氣受損，出現怕冷、無力、倦怠、少食、大便稀薄等症狀。而臍部受寒會影響人體的胃腸功能，容易發生腹瀉、月經不調，還會增加年輕女性罹患膀胱炎的風險。

八、長期穿著過緊過厚的牛仔褲

其造成的症狀及疾病被醫學界統稱為「牛仔褲症候群」——神經痛、陰部及尿道感染、坐骨神經痛等症狀。更嚴重的情況是無論男女都可能影響生殖功能。

九、尼龍絲襪

長時間穿著會引起皮膚過敏，尤其是對人造纖維過敏和對顏料過敏的女性。這些女性還必須遠離由化學纖維、化學染劑製成的服裝。

重視可引起男性不孕的不良習慣

在生活中，有些是大家都不太注意的生活習慣，而這些不良的生活習慣可能是導致男性不孕的罪魁禍首。一些男性不孕患者，並非因器質性原因引起，而是源於不良的生活習慣。因此，我們應重視這些不良習慣。

一、精神憂鬱及過度疲勞：

在發病的因素中，精神因素是一個很重要的原因。憂鬱和疲勞會影響性功能和精蟲製造功能，因而導致不育，我們不應忽視它。

二、穿緊身牛仔褲：

生殖醫學專家和泌尿醫學專家認為，緊身牛仔褲不但壓迫男性生殖器官，影響睪丸正常發育，還因不透氣、不散熱，而不利於精子的生存。正常情況下睪丸溫度要比體溫低三～四度。

三、長時間騎車：

自行車中的競速車因車把的高度低於車座，所以重心前傾，腰彎曲度增加，會陰部的睪丸、前列腺緊貼在座墊上，因此長時間受到擠壓後會導致缺血、水腫、發炎，影響精子的生成以及前列腺液和精液的正常分泌而致不孕。

因此，年輕的男性不宜久騎競速車，每天不應超過一小時，需保護會陰部其坐墊可加墊海綿套。過度地騎自行車、摩托車、三輪車和騎馬等，往往會使前列腺和其他副性腺受到慢性勞損和充血，影響它們的功能及加重慢性炎症，影響生育力。

四、洗澡的溫度過高：

正常情況下精子只能在三十四～三十五度恆溫環境中才能正常發育，洗澡時水溫過高往往暗伏「殺機」。如洗三溫暖時，室溫可高達七十～八十度，比正常浴室溫度要高出一倍以上，很不利於精子的生長，或造成「死精」過多而致不孕。

生殖醫學專家從男性不孕症的成因中獲悉，部分男性正是因為睪丸的溫度比正常人高出二～三度，所以精子不無法存活。因此，年輕男性應慎洗三溫暖，平時洗澡的水溫也應在三十四度左右為宜。資料顯示，連續三天在四十三～四十四度的溫水中浸泡二十分鐘，原來精子數量正常的人，精子數量也會降到一千萬／毫升以下，這種情況可持續三周。近年研究的「溫熱避孕法」所根據的就是這個道理。

因此，過頻、過久的熱水浴對精子數量少、活動力差的不孕症患者是不適宜的。當然，每週一～二次時間又不太長的熱水浴，並沒有什麼關係。

五、營養不良和偏食：

精子的產生需要養料，因此，生精功能和營養的供給有著密切相關。這並不一定要吃甲魚、黃鱔。但多吃些瘦肉、雞蛋、魚類、蔬菜，保障必要的蛋白質、維生素和微量元素的供給還是必不可少的。偏食的人常容易發生某些營養的缺乏。微量元素鋅可促進精子的活動力，能防止精子過早解體，有利於與卵子的結合，可見鋅對生育有著重大的影響。硒也是人體不可缺少的微量元素，幾乎全都來自於食物。因此，年輕的男性不可偏食，應注意多吃含鋅、硒多的食物，如：魚、牡蠣、肝臟、大豆、糙米等。

培養優雅的興趣和愛好

興趣，是一個人充滿活力的表現。生活本身應該是紅橙黃綠藍靛紫多彩多姿的。有興趣愛好的人，生活才會多彩多姿，才能感受到生命的珍貴與可愛。

在緊張的工作之餘，培養自己的興趣與愛好，既能調適心情，更能使自己得到放鬆。有益健康的興趣，能使人在潛移默化中享受生活的饋贈、接受文明的陶冶，培養出良好的性格、毅力、意志等優秀心理氣質。興趣與愛好還能促進人際交往，增進友誼。使人擴大視野，開闊知識面，也能讓人心境愉快，促進身體健康，給你的生活帶來幸福、寧靜。

在整個人類文明史上，不少文壇俊傑、科學巨擘、商界行家、政壇精英，他們都有自己獨特的、豐富的事業和生活的興趣雅好。他們既是執著創造的事業中人，又是富於生活情趣的性情中人。如果說，事業是他們的不朽生命，那麼生活則是他們縱橫捭闔的精美舞台。他們在享受立業之歡愉的同時，又以自己斑斕多彩、瑰美絕特的閒情雅趣，裝點著生活的藝術，拓展著獨特的才華。

許多文人、學者、畫家鍾情於大自然，他們或是撥動山水之韻，或是追尋綠野蹤跡，或是醉賞風花雪月，或是獨享月色的清幽。他們櫛風沐雨，散懷山水，江海踏浪，遨遊天下，貪婪地閱讀著浩浩宇宙之書。大自然的神韻帶給他們創造的靈感，助他們在事業的海洋中自由地游弋。

不少名家在休閒時刻都有自己多姿多彩的愛好，他們或是情繫花香，或是醉戀草木，或是寵愛生靈，或是迷於音樂，或是欣賞藝術，或是閒讀詩書，或是遨遊山水，或是強身養性……在五彩繽紛的生活中，享受人生之趣，使自己的事業、身心都得到和諧、均衡、健康地發展。

在業餘愛好方面，不是你該如何去從事，而是你該如何去選擇。假如一位銀行總經理沉湎於集郵到半夜甚至更晚，那將不能對他那長時間伏案的肌肉有所鬆弛。對他來說，集郵就很難說是一種有益於健康的愛好了。然而，對一位終日掄錘弄鋸的木匠來說，集郵可能就是項有益的消遣了。

選擇興趣與愛好時，要選那種能調節你生活的興趣與愛好——使你能從煩惱中解脫出來。只要花點時間從事於某項愛好，就能有助於治療現代生活中的很多所謂憂鬱症，甚至得以防止。比如，水邊的活動，無論是岸邊垂釣，或者在波瀾不驚的岸邊眺望一番，均能放鬆一下緊張的神經。

「沒有時間」只不過是推托詞而已。要善於忙裡偷閒去從事一項愛好。有些人常常蹙著眉，憂心忡忡，但當他開始從事他的愛好時，便會馬上感到輕鬆。

有所愛好、興趣廣泛是一種良好的生活習慣。對整個世界都感到新鮮有趣，就很容易產生廣泛的興趣，從天文地理到風土人情，幾乎涉及了所有人類生活的領域。如果有了這些興趣愛好，就可能產生強烈的求知慾，積極地去探索，從而不斷深化認識，進而培養產生出興趣的碩果。

不吸菸，少量飲酒的習慣

菸、酒都是刺激性物質，久用能成癮。尤其是菸，對於人的健康是有百害而無一利。它可以對神經系統產生短暫的興奮作用，使情緒放鬆，加之心理依賴因素的影響，染上就很難戒掉。

至於酒，尤其是啤酒和葡萄酒，一般認為，少量飲用對人體是有益的。但是，酒中含有的酒精是一種中樞神經抑制劑，長期大量服用，對大腦的抑制會逐漸擴散，使低級中樞神經受到抑制，也會使興奮狀態消失，甚至使人的動作失調，反應遲鈍。久而久之，大腦受到深度抑制，最後還會因呼吸中樞麻痺而導致死亡。

吸菸有害健康，這是眾所周知的。香菸裡面含有多種有害物質，其中對人體健康危害最大的是尼古丁和焦油。

尼古丁的作用是使人的情緒在短暫的平靜之後變得更加亢奮。正因為它的這種

「妙用」，才使得那些「癮君子」們一步一步地無法自拔，對香菸逐步產生了精神上和身體上的依賴。

尼古丁的一大壞處是它會導致血管收縮，使人體血液循環不暢，直至引起心肌梗塞，致人於死。所以，每個人，特別是老年人絕對不應該吸菸。年輕人也要盡量避免吸菸，以免給自己的身體帶來危害。此外，尼古丁還會刺激人的胃黏膜，引起胃部的持續性疼痛，菸癮越大的人，在戒菸時遇到的困難就會越多。

長期吸菸所引起的已知的最嚴重後果是肺癌，而焦油應該負主要責任。每次深深吸一口菸時，焦油就會沿著呼吸道一直到達肺部。吸菸的後果可能暫時還不會明顯地表現出來，但是持續地吸菸則會使肺部由於要保持張開的狀態而逐漸失去彈性。正因為如此，有些愛抽菸的癮君子在做一些諸如爬樓梯之類的小事情時也照樣會氣喘吁吁。

吸菸危害的不僅僅是吸菸者本人的健康，周圍的其他人也會因吸入過多的二手菸而影響身體健康。吸菸者呼出的煙霧中，含有大量能夠導致哮喘和支氣管炎的內毒素，這種物質會嚴重影響被動吸菸者的呼吸系統健康。專家指出，孩子罹患呼吸道疾病的風險與其父母嗜菸程度有著密切相關。

人類造酒、喝酒的歷史已經有幾千年了。每當逢年過節時，家人團聚總離不開酒，還甚至有「無酒不成宴」的說法；平時工作應酬也少不了酒；更有甚者，當工作不順利或失戀、失業時，便借酒消愁，結果卻是「借酒澆愁，愁更愁」。因為，酗酒會給自己和社會帶來更大的傷害。

酒精的強烈刺激可引起急性胃炎，長期過量飲酒會造成慢性酒精中毒，也會引起食道炎、慢性胃炎、胃及十二指腸潰瘍和維生素缺乏症等疾病。而且，酒精對心血管、肝臟、腎臟的刺激傷害也很大，它會使心肌變性，失去正常彈性而擴大。另外，酒中的亞硝胺是一種誘癌、致癌的物質，經常飲酒的人，其喉癌和消化道癌的發病率也比不飲酒的人高。

一般來說，每一個酗酒者都有從渴望飲酒、酒量不斷增加到對酒精產生依賴的過程，而且大多數酗酒者都清楚自己的行為，知道過量飲酒對身體有害，但就是無法控制。

造成一些人酗酒的原因有很多，諸如：遺傳因素、社會文化因素、生意的需要、心理因素等，值得我們重視。如果不想讓各種疾病找上你，就要做到：不吸菸，少量飲酒。

青少年要養成良好的閱讀習慣以防近視

根據實驗報告得知，即使是不識字、不會讀書的猴子，如果將脖子持續向前彎曲幾個月，也一樣會造成近視。那麼，箇中原因究竟何在呢？

在寫字或讀書時，姿勢一定會變成向前傾。一旦人向前傾，脖子就會向前彎曲。這時，頸動脈的血流受到阻礙，脖子以上的部位會缺血，造成眼部與肝腎間的氣血通道阻塞，導致眼部的營養缺乏，形成近視。

像這種因為肝腎與眼部的氣血通道受阻，而導致眼部營養缺乏是引起近視產生的原因。為了預防近視，必須注意如下幾點：

一、閱讀或寫作業都要在書桌前進行

不論是閱讀或寫作業時，都一定要坐在椅子上，背脊挺直，眼睛距離書本三十公分以上，這是最重要的基本事項。

二、絕對不可以躺著看書

眼球具有經常保持水平的功能，因此，一旦躺著看書，眼球就會拚命想保持水平。結果，焦距就會與正確的距離產生偏差，因而造成視力衰退。

三、有時必須下意識地伸展背肌

即使最初保持正確的姿勢，但長時間下來，也會變成人向前傾、脖子向前彎曲的姿勢。因此，每看完一頁，就要伸展背肌、改正姿勢，一定要養成這種習慣才好。所以，在孩子自覺之前，父母得時時提醒孩子注意。

四、要使用顏色較深的鉛筆

鉛筆要使用B以上的，最少也得是HB。筆芯顏色較淺的鉛筆，在書寫時必須用力，人很容易向前傾，是造成姿勢不良的一個原因。因此，要盡可能使用筆芯顏色較深的鉛筆。

五、與桌面保持傾斜度

在桌面擺上一塊可以調節高度的看書架，以調整眼睛與書本的角度。看書架的高度，以十～十五公分為宜，這種高度可減少眼睛的疲勞。

六、選購適合的桌椅

保持正確的姿勢坐在椅子上，調整桌子的高度到膝蓋的高度。如果雙腳無法碰到地面，可以利用舊書等來作為踏台，切忌不要使腳在半空中搖晃，否則，無法保持正確的姿勢。

七、定期進行桌椅的調整

無法配合身體的桌椅，雖然不是直接造成近視的原因，但會影響正確的姿勢，壓迫胸部，導致脊椎骨彎曲，因而形成姿勢不良，導致近視。因此，要配合小孩的成長速度，定期調整桌椅，這點是非常重要的。最好選擇能夠調整高度的桌椅。

八、不在抖動的車上看書

車內的照明度不夠，外來的光線容易使書面忽明忽暗。文字隨著車子前進而晃動，很容易造成脖子彎曲、眼睛疲勞。在車上看書的人，姿勢絕對不會正確。

九、適度的休息能保持正確的姿勢、提升效率

在學校，可以利用休息時間，伸展背肌、雙手向上高舉、拉直脊椎骨，或看看遠景。在家裡讀書寫作業，每隔三十分鐘要休息五分鐘，讓身心充分休息，使情緒煥然一新。

十、保持正確的握筆姿勢

當兒童保持標準坐姿時，如果握筆的拇指與食指對捏或交叉，手指就會遮擋視線，使他看不清筆尖，被迫低頭或頭部向左歪，從而拉近眼睛與書本的距離，增加近視的發生率及加速近視的發展。相反，如果採取拇指與食指不相碰的姿勢，不僅書寫時用力得當，也不會遮擋住正常的視線，從而確保孩子的視力健康。

最好在紙上寫明這十個注意事項，然後貼在書桌前或壓在書桌上，以便時時提醒孩子努力保持正確的姿勢。

看電視時應注意的規則

美國麻省理工學院的一份科學報告指出，看電視要注意以下十四條規則，以保健康。

1、看電視的房間應保持良好的通風，要有足夠的空間和面積，以保持室內空氣的流通。

2、電視放置的高度，應在螢光幕中心與觀看者的水平視線下三至五公分，避免因仰視或俯視而引起頸部肌肉疲勞。

3、人與電視機的距離：二十一英吋電視機為二公尺以上，三十七吋電視為四公尺以上，太遠或太近都會影響視力。

4、觀看電視的座位，最好偏離螢光幕的正中線，成三十度左右的角度，以免螢光幕強光刺激眼睛，引起眼睛疲勞。

5、看電視時，最好選擇高低合適的椅子，同時注意姿勢，以免引起脊柱彎曲。

6、看電視的時間不要持續太久，每隔六十分鐘適當休息一下，避免眼睛睫狀肌疲勞而導致近視。

7、在看電視期間，應經常站起來稍微活動一下，以促進血液循環。如果久坐不動，會引起下肢靜脈曲張和痔瘡等疾病。

8、中途休息時，最好做眼部按摩，以消除眼睛疲勞。步驟如下：閉上雙眼，併攏雙手食指和中指，輕揉雙眼眼皮，順、逆時針方向各十次。再揉兩側太陽穴各二十次。最後，用一拇指與食指按雙眉間的印堂穴十次。

9、不要躺在床上看電視，尤其是兒童，以免引起斜視或肢體畸形。

10、不要邊吃飯邊看電視，最好在飯後半小時再看。吃飯看電視會影響消化吸收，時間久了會導致消化不良、胃炎，甚至胃潰瘍。

11、看電視時，心情不宜過分興奮激動或抑鬱憂傷。患有冠心病、高血壓的人應少看或不看驚險刺激的比賽和節目，以免冠心病急性發作或腦血管破裂。

12、白天看電視，應用深色窗簾將直射的陽光遮住。晚上看電視，應在室內開一盞瓦數較小的燈，以免光線相差太大引起眼睛疲勞。

13、電視機的亮度和對比度調節應恰當，過亮或過暗都會引起眼睛疲勞。

14、看完電視後，應洗淨臉、手和皮膚裸露部位。因為螢光幕在電子束的衝擊下會產生靜電，靜電對空氣中的灰塵有吸附作用，使螢幕周圍的空氣中灰塵和微生物的含量大大增加，清洗裸露在外的膚有益於健康。

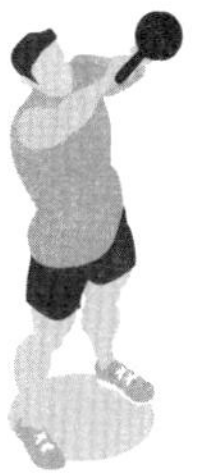

注意長時間聽耳機會嚴重損傷聽力

耳機是網路族的必備工具，莘莘學子、年輕男女幾乎人人脖子上都掛著小小的耳機，感覺很時髦，下載自己喜歡的歌或音樂，隨時隨地都掛著耳機，音量大到在車廂裡旁邊站著的人也能隱約聽出是什麼曲子。卻不知，長時間聽耳機會嚴重損傷聽力。

美國醫療學會雜誌曾公佈過一項調查，許多年輕人聽力受損，四十多歲的人聽力狀況和七十多歲的人差不多。高科技音響技術讓人有了更多的音樂享受，可是許多人走路聽、搭車聽、上班聽、做事聽、做功課聽，連睡覺前也一直在聽，直到在吵雜音樂中迷迷糊糊睡著。

有的人有時會驚訝地發現，早晨醒來拿掉耳機，自己已陷入了「音質模糊」狀態，就像耳朵裡塞了東西，對外界的聲音聽不清楚。

這種情況據說在各縣市都很普遍，大醫院的耳鼻喉科門診常常有「耳機族」的聽力疾患患者來求診，五十%以上的病人是年輕的上班族和在校學生，有些病人已嚴重到變成突發性耳聾和永久性聽力受損。

這種狀況非常令人擔憂，雖說時尚新玩意有好處，但過度沉溺便會有害。專家建議不要長時間戴耳機，多讓耳朵休息休息。平時耳朵已經夠累的了，要聽無數的嘈雜聲音，還要接受電腦等許多電子設備發出的不太讓人注意的低頻噪音，時時刻刻在損傷聽力，因此，應該盡可能讓耳朵休息。

醫院的耳鼻喉科都有在做聽力檢查，聽力檢查會從五百赫之的音頻做到八千赫之的音頻，當初現中高階音頻聽力減損時，表示問題已經不小了，拖久了不改善不治療，就很難恢復。當聽到去掉耳機後有耳鳴、頭暈、噁心等狀況，就表示是聽力已受到損傷了。

減少電磁輻射對人體的危害

科技的進步帶來了生活上的便利，也帶來了越來越多的電磁污染。什麼是電磁污染？電視、電冰箱、電腦、手機等工作時，所產生的電磁波就是電磁輻射。但電磁輻射和電磁污染不同，電磁輻射無處不在，而電磁污染只有在電磁輻射超過一定強度後，才會導致頭疼、失眠、記憶衰退、視力下降、血壓升高或下降等，嚴重的可能引起流產、白內障，甚至誘發腦部癌症……

研究證實：電磁波會增加兒童得癌的風險，而且從二mG（毫高斯）起，風險開始加倍。事實上，長期處在電磁波超過一mG的地方你就已經受到輻射的污染了，而實際上在家中所測到的數據遠遠高於這個數字。

一、臥室：「床頭音響」勿放床頭

床鋪大概要算是測量家中電磁波的重點部位。如果長期睡在高電磁波的地方，可以想見這影響有多大。由此也可以知道所謂的「床頭音響」是不應該放置在床頭的。原則上任何的電器用品都應該遠離你的床鋪。有些外出旅遊的人總抱怨睡眠質量不好，其實很可能就是飯店或賓館的床鋪附近放置了電暖器、電風扇、空氣清新機、空調等電器作怪，要知道，一個小型電暖器的電磁波就可以高達二百mG以上。

二、微波爐：只插電未使用也有輻射

與其他家電用品不同的是，微波爐即使僅是插著電沒有使用它，有些機型前方按鍵面板的電磁波仍可高達三十～六十mG，使用時的電磁波則超過二百mG。研究顯示，這些外漏的微波電磁波對男性的生殖系統傷害尤其大，因此小男孩更應避開。

三、冰箱：把散熱管上灰塵清乾淨

電冰箱是廚房中一個高電磁波的所在，特別是在冰箱壓縮機正在運作、發出嗡嗡聲時，冰箱後側或下方的散熱管線釋放的電磁波更是高出前方幾十甚至幾百倍（冰箱前後範圍測得一～九mG，後方正中央可高達三百mG）。

如果冰箱的冷藏效率不高，嗡嗡聲就特別久，也特別大，如果用吸塵器把散熱管線上的灰塵吸掉，就會提高冰箱的冷藏效率，也能降低家中的電磁波。

四、電腦：液晶顯示器輻射較小

如果你的電腦桌太小，迫使你與螢幕的距離太近，不妨將顯示器盡可能向後退。至於電腦主機，一般人也容易忽視而常常放置在腿邊的位置，以方便插入磁盤。主機前方電磁波可超過四 mG，越靠後面電磁波越高，所以能放遠一點就盡量放遠一點。電腦桌下方常常有一堆電線及變壓器，要盡可能地遠離你的腳。

五、手機充電器：與之保持距離

帶變壓器的低壓電源一般電磁波都很高，在接線的地方可以測到三百 mG 以上，不過距離僅三十公分遠就馬上掉到一 mG 以下了。手機充電器、攜帶式旅充在插座上的變壓器電磁波也較高，所以要保持距離，以確保安全。

特別要注意，電磁波的穿透性很強，千萬不要忽視了相鄰房間或樓上樓下的影響。特別是一般電器的管線都接在後方，所以常常測得最高的指數是在電器的正後方，那麼與高電磁波一牆之隔的位置就要注意了。

如果你經常坐在沙發上，你頭後面是牆，而隔壁鄰居的電視的尾部剛好對著你的頭，那你可就遭殃了。

曾有人在孩子床上枕頭的位置測到一～六mG的電磁波強度，最後發現是因為相鄰的主臥房有電視開著，而這電視就在小孩床頭的正後方；當一個書桌設在冰箱所靠的牆後方時，書桌的電磁波在二～七mG之間。所以，沙發、坐椅和枕頭都最好不靠近與鄰居相隔的牆，因為你不知道牆的那邊會有什麼。

要注意的是，不要把家用電器擺放得過於集中或經常一起使用，特別是電視、電腦、電冰箱不宜集中擺放在臥室裡，以免使自己暴露在超強度輻射的危險中。

當電器暫停使用時，最好不要讓它們處於待機狀態，因為此時還是會產生一些較微弱的電磁波。佩帶心臟節律器的患者以及抵抗力較弱的孕婦、兒童、老人等，應穿戴阻擋電磁波輻射的防護服。手機接通瞬間釋放的電磁波輻射最大，最好在手機響過一兩秒或電話兩次鈴聲間歇中接聽電話。

改正開車時的不良駕駛習慣

有些開車的駕駛人，從初學開車時就養成一些不良的駕駛習慣，這種不良的駕駛習慣在外界不良因素的引發下，可能在瞬間造成大災大禍。常見行車中的不良習慣有下面幾大類：

1、駕駛姿勢不端正，喜歡仰著、趴著或歪著。

2、眼睛跟著手動，在換擋或操作調整音響時喜歡用眼睛看。

3、與人談話時，喜歡轉頭看著對方。

4、做開車以外的小動作，例如：伸手取物、點菸、擦擋風玻璃等，這些動作往往會不自覺地移動身軀和視線，若遇緊急情況，沒有心理準備，往往很難採取有效的應變措施。

5、操作方向盤時兩手交替滑動，無相對定向，回正方向盤時，喜歡雙手脫離方向盤，任其自動轉回，遇事愛甩方向。

6、急踩油門同時也喜歡急踩剎車。

7、轉彎時不在彎道前減速，而在彎道內車輛呈曲線行駛時才減速。

8、停車後沒有養成拉緊手剎車的習慣。

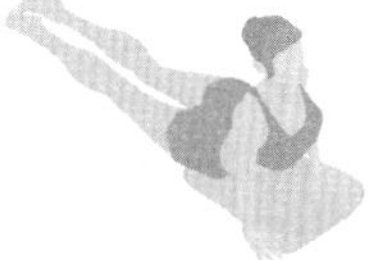

走路時注意力要集中

在馬路上時常可以見到有人邊走路邊聽ＭＰ３、看書或嬉戲打鬧。要注意，走路時注意力不集中容易發生意外。

因此，行走時應養成良好的「行走習慣」，以確保行路安全。

1、在經過巷口或分岔路口時學會「左顧右盼」，以免被突然闖出的車輛撞倒。

2、為了避免被絆倒或摔落，要特別注意路面安全及人孔蓋子是否蓋好。

3、馬路拐彎處遇到來車時，要與其保持一公尺以上的距離。

4、不可在道路上追車、強行攔車或橫越車道。

5、為避免被高空墜落的物體砸傷，盡量不要從懸有危險警告標示牌的樓房或工地旁行走。

Chapter 4

美在自然，學會合宜的美膚技巧

追求美無可非議，合宜的化妝的確能給人一種美的感覺，掩飾天生的缺陷。但美應該是從內心流露出的自然美態，最低限度的要求也應以不付出健康的代價為原則。

美容是一門創造美的藝術。只有掌握了適度的美容技巧，依據自然就是美的準則，發現並強調所具有的獨特風采，才能美出風采，美出特色，美出活力，美出健康。

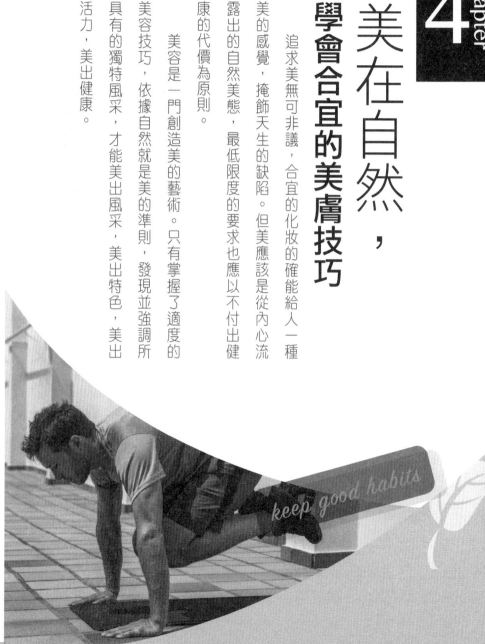

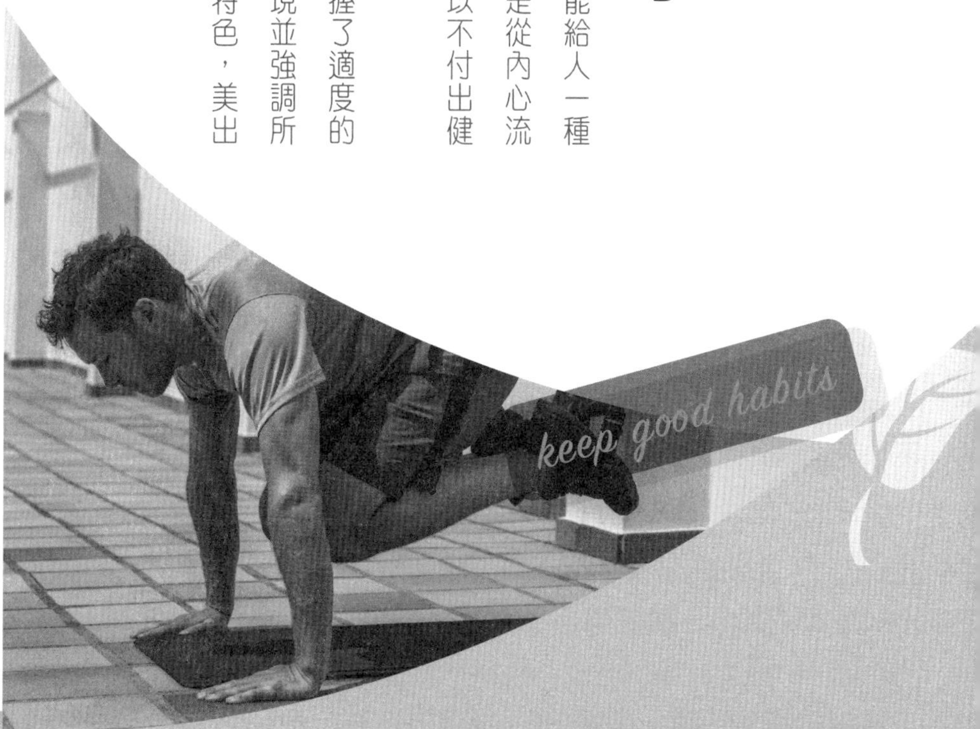

洗出臉部健康好肌膚

洗臉，是我們每個人每天必做的功課，而且一天不止一次。每個人都有各自認為最佳的洗臉方法，這些方法也許是從小養成的習慣，也許是為了洗出效果而刻意研究的一些方法。

洗臉可以減少皮膚問題的產生，如果在洗臉方法上再多下些工夫，那就會事半功倍，使你更能素肌羨人。然而，什麼樣的洗臉方法是最正確又最有效的呢？可能大多數的人並不完全清楚，也許注意到了這一點，但卻又忽視了那一點。

以下幾個要點，為大家總結出洗臉全程應注意的方式和方法，讓大家更正確的洗臉，更有效的洗臉，輕輕鬆鬆地擁有健康的好肌膚！

一、把手洗乾淨

髒的手揉出的泡沫對洗臉一點好處也沒有，一定要記得先把手洗乾淨。

能。

二、用清水把臉上的灰塵汙垢先沖洗掉

用清水把臉上的灰塵汙垢大致沖洗一遍之後，才能讓洗面乳發揮最佳的潔淨功能。

三、接著塗上洗面乳

一般市售的洗面乳或洗臉專用皂，再使用時一定要加些水在手上搓出泡沫。這個步驟十分重要，一來洗面乳（皂）呈泡沫狀後，能更有效的吸附臉上的灰塵油垢，二來也不會因洗面乳（皂）的濃度過高而傷害皮膚。

四、輕輕把洗面乳泡沫塗在臉上

把起泡的洗面乳以螺旋狀由內往外的方式在臉上輕輕按摩。

五、徹底洗每個部位

整個臉洗淨後，再把油脂較多及容易被忽略的部位洗一次。比如耳朵上方，可以用手指擦拭；若覺得困難可以洗澡時一併沖洗，此處是最容易被遺忘的。

六、清洗時要盡量用流動水沖洗

將水放入盆子內洗臉不易徹底洗去洗面乳。沖洗時間約為洗臉的三倍，洗面乳沖不乾淨易傷害皮膚造成皮膚問題。最好用微溫的水洗臉。

七、不要用毛巾用力擦臉

過於用力使用毛巾擦臉易造成臉部皮膚的傷害，宜輕輕地按壓直到把水吸乾。洗臉後是檢查皮膚的最佳時機，上化妝水之前，用手摸摸臉上的肌膚，便可瞭解當日的皮膚狀況，不要忽略了浴室內鏡子的重要功能。

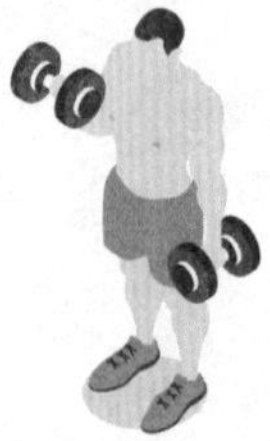

臉部按摩讓皮膚更有彈性

專家指出，經常進行如下的臉部按摩，有利於皮膚的美容和保健。

一、額頭

用食指和中指的指腹，從前額中心由下往上，從中心往外側到髮際做按摩，特別注意太陽穴附近容易緊張的部分。

二、鼻子

用食指和中指的指腹，從雙眉之間向下至鼻子兩旁做按摩。鼻頭是由上往下，然後由下往上稍用些力按摩。

三、眼睛四周

用食指和中指指腹框住眼睛，然後用指腹輕輕的在眼皮周圍做小螺旋狀按摩。必須從眼角，順著上眼皮到眼尾直到髮際，下眼皮則從眼尾回到眼角。

四、嘴角四周

用食指指腹從上唇的中心向下，再由下唇的中心向上，在嘴巴四周做小螺旋狀按摩。

五、臉頰

用食指和中指指腹以螺旋狀向斜上方前進的方式，從鼻側到耳側輕輕按摩臉頰。

六、下巴及頸部

用拇指及食指抓住下巴的皮膚，然後輕輕地捏，不要忽略了耳朵下面的顎骨部分。按摩頸部時將手放平，從喉嚨底部沿著頸部由下往上。到下顎的部分，再用手背進行快速輕拍。

按摩的主要用品為按摩霜，其主要成分是乳霜，可產生滑潤感，能幫助手指在臉上平順的滑動，也可以依需要加入迷迭香精油刺激皮膚的血液循環，橘花精油使皮膚光滑，會更有利於提高按摩的品質，使臉部肌膚常保柔嫩與彈性。

正確的梳頭讓頭髮更健康

梳理頭髮，是維持頭髮亮麗有彈性的方式之一。梳理頭髮可去掉附著於頭皮及頭髮上的灰塵和汙垢，並給頭皮適度的刺激，以促進血液循環，使頭髮變得柔軟而有光澤。

一把好的梳子應從實用的角度來考量以及進行選擇。洗髮之前或風大的天氣裡，在梳攏披散的頭髮時，用稍粗的動物毛所製成的梳子最好，既不會傷害頭髮，又能按摩頭皮，促進血液循環。

梳攏頭髮的作用，可使硬髮變軟，使軟髮挺起。正確的梳攏方法是由散亂的髮尾開始梳起，當髮尾全部梳開後，再慢慢往上梳開，直到髮根為止，接著再用梳子毛梢輕貼頭皮，慢慢地旋轉著梳攏。用力要均勻，如用力過猛，會傷害頭皮。

先從前額的髮際向後梳，朝相反方向，再沿髮際從後向前梳。然後，從左、右耳的上部分別向各自相反的方向進行梳理，最後讓頭髮向頭的四周披散開來梳理。在梳頭時，可同時將身體向前屈或向後仰，以促進血液循環，這樣效果會更好。每一處每次梳五～六次，整個頭髮平均一天約梳一百下左右為最適宜。

俗話說：「千過梳頭，頭不白。」每天早晚用牛角梳或黃楊木梳，由前向後，再由後向前輕輕觸及頭皮，各梳刮數遍，可疏通經氣，促進頭部血液循環，防止頭髮因營養不良而致的白髮、黃髮和掉髮，同時也能消除因用腦過度而造成的頭昏腦脹等。梳頭的時候力道要平均，只要讓梳齒輕輕接觸到頭皮就可以了，絕不要讓梳齒刮破頭皮。

如果你的頭髮是乾性的，梳的時候可多用些力；頭髮是油性的，梳的時候用的力氣越少越好，因為用力刺激，會使皮脂增加分泌。

無論你的頭髮是乾性、油性或中性，都要沿用上述的方式從容而有節奏地梳。

如果單純只用梳子梳，並不能梳掉頭髮上的汙垢，只是讓汙垢轉移地方而已，因為它並沒有離開你的頭部。所以應當把梳齒插進尼龍絲襪裡往梳背上多梳個幾十下，你會發現汙垢幾乎都附著在尼龍絲襪上，那時可另換一片乾淨的再梳，這樣既可梳掉汙垢，也可以維持梳子的清潔。

梳頭用的梳子清潔與否，是非常重要的，有許多與頭皮有關的皮膚病都是由梳子作媒介傳染的，因為汙垢留在梳子上時間一久，便會滋生細菌，所以梳子要勤洗。

洗梳子的方法是先在溫的肥皂水裡浸泡個十分鐘，然後用舊牙刷刷洗，洗過再用清水沖淨，然後將梳子上多餘的水分甩乾，放在陽光下曝曬三十分鐘。如果發現梳齒彎曲不直了，就應該淘汰更換。

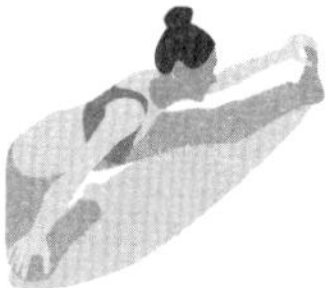

染髮中所隱藏的健康危機

為了讓自己顯得年輕或時髦，許多人都選擇了染髮。據專家研究指出，染髮就是將氧化染料滲透到頭髮內部，並在染髮劑的作用下產生氧化結合，在頭髮中生成高分子色素。

目前市場上的染髮劑，大都含有使細胞產生突變的活性有害成分，如：氧化型染髮劑含有二十餘種化學成分，其中十餘種會引起細胞突變而導致癌症：這當中的二氨基甲苯、二硝基酚，已經被確定含有致癌活性。

研究人員曾經對市場上某種暢銷的氧化型染髮劑進行檢測，證實對動物雄性生殖細胞內的脫氧核醣核酸有傷害作用。美國愛荷華州大學的研究人員對十三萬名成年女性做調查發現，在使用染髮劑的女性中罹患白血病的是不染髮女性的三十八倍。染髮劑的化學成份還可引起肝臟和泌尿系統的損害。因此，有染髮習慣的人在染髮時一定要慎重。

一般來說，染髮分為三種：暫時性染髮、半永久性染髮、永久性染髮。暫時性染髮只會留存在頭髮的表面，用洗髮精便可將染劑洗淨，所以它通常是無害的。半永久性染髮所使用的染料分子量較小，可穿透頭髮的角質層造成髮色的變化，使用後在洗頭時常會有染劑被洗出，但通常可抵擋十二次以上的洗髮過程而不褪色。

永久性染髮劑的化學物質，都是透過頭髮最外層的毛鱗片而滲透到頭髮內部，並發生化學反應而起作用的，毛鱗片會首當其衝受到損傷，變得粗糙並出現剝蝕，發生在頭髮纖維上的化學變化，會造成頭髮強度和彈性的下降。另外，過度使用染髮劑還會使頭髮中的角質蛋白質纖維分解，出現毛髮斷裂現象，因而會不可避免地對頭髮造成損傷。

如果在染髮中又忽視了染髮劑使用的安全問題，就會引發過敏現象。因此，染髮者在追求美麗的同時，應注意下列事項，以兼顧到自己身體的健康：

一、做到三個月內不反覆染髮

因為染髮劑中含有脫色劑，會對頭髮的毛鱗片造成傷害，使毛鱗片變得脆弱易斷，三個月內如反覆的染髮，受損的毛鱗片便會再次受傷，時間一長就會損害頭髮的健康。

二、染髮前要做皮膚測試

染髮前按說明書做皮膚測試，可避免過敏反應的產生，減少染髮劑對頭皮和頭髮的傷害。

三、頭皮有傷口者不要染髮

因為一旦傷口接觸了染髮劑，易引起傷口發炎。染髮前應該在髮際、耳後塗上乳液，以防止染髮劑沾黏在皮膚上，對皮膚造成傷害。

四、婦女在懷孕期間不能染髮

因為染髮劑一旦沾染上皮膚，便會經由皮膚進入血管，然後循環至全身，所以孕婦應避免接觸化學染料，以免造成胎兒畸形。

正確清潔和滋潤皮膚

要使皮膚健康柔嫩有彈性，首先要保持皮膚的清潔。人每天都在不斷的透過皮膚毛細孔排出汗液和油質，這些排出物與空氣中的灰塵等接觸後，便形成了汙垢，這些汙垢若殘留在皮膚上，不僅會使皮膚粗糙，出現各種皮膚問題，而且會加速皮膚的老化。

所以，保持皮膚的清潔在整體的美容中是十分重要的，拿臉部的皮膚來說，每天至少要洗兩次，才能使皮膚的毛細孔呼吸通暢，保持健康柔嫩有彈性。

清潔皮膚的用品，包括：香皂、沐浴乳、洗面乳、卸妝用品等，這些都要根據皮膚的性質選用。

乾性皮膚最好選擇中性的沐浴香皂或滋潤型的沐浴乳清潔皮膚，因為中性的沐浴香皂酸鹼值與皮膚相近，且不含香料，無刺激性。滋潤型的沐浴乳則是一種含水量較多且較為保溼的潔膚用品。

油性皮膚最好選用具有深層潔淨配方的沐浴乳（皂），因為此類用品可以有效的洗淨身體上的油汙。油性皮膚的人，在夏天易出汗的季節裡，每日清潔皮膚的次數可以比一般膚質的人多一～二次，對於皮脂分泌較多部位可加強清洗。洗澡水不宜太燙，太燙的水會使皮膚變得乾燥沒彈性，一般用溫水洗澡效果最佳。

清潔皮膚後應在皮膚仍是溼潤的狀態下，使用身體乳液和潤膚霜等保養品，給皮膚補充水分，避免皮膚變得乾燥沒有彈性。

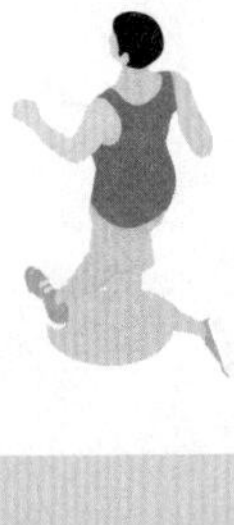

選對最佳的美容保養時間

每個人都有自己的生物時鐘，同時，每個人的皮膚也有其遵循的作息時刻表，美容保養若能與肌膚的自然作息時刻相配合，就可發揮它最大的功效。

一、早上的六點至七點

腎上腺皮質素的分泌自淩晨四點開始加強，細胞的再生活動此時降至最低點。由於水分聚積在細胞內，且淋巴循環緩慢，有些人這時會有眼皮腫脹的情形，如果有這種情況，可用能增強眼部循環，收緊眼袋的眼霜。

二、上午的八點至十二點

這時肌膚的功能處於高峰期，組織抵抗力最強，皮脂腺的分泌也最為活躍。可做臉部、身體除毛雷射除斑、脈衝光等美容項目。

三、下午的一點至三點

此時血壓及荷爾蒙分泌降低，身體逐漸產生倦怠感，皮膚易出現細小皺紋，肌膚對化妝品的吸收力特別弱。這時若想使肌膚看來有生氣，可額外用些精華素、保濕霜、緊膚面膜等。

四、下午的四點至八點

隨著微循環的增強，血液中含氧量提高，心肺功能特佳，能充分吸收營養，這段時間最適宜到護膚中心作保養，還可根據自己的喜好進行健身運動。

五、晚上的九點至十一點

此時的皮膚最易出現過敏反應，微血管抵抗力衰弱，血壓下降，人體易水腫、流血及發炎，故不適宜做美容護膚。

六、晚上的十一點以後

這時細胞生長和修復最旺盛，細胞分裂的速度要比平時快八倍左右，肌膚對護膚產品的吸收力最強。這時應使用富含保溼滋養成份的保養品，使保養效果發揮至最佳狀態。

保持皮膚白皙的基本要領

皮膚光潔、白皙的女性，總能享有眾人羨慕的眼光，因為，均勻白嫩的肌膚，更能襯托出五官的明麗動人。只要掌握一定的訣竅，你也能輕輕鬆鬆擁有白皙的肌膚，享受到它所帶來的優越感。

除了烈日當頭需加強防曬外，一年四季都需進行美白工作，抵禦不同的紫外線。以下我們提供幾條保持皮膚白皙的要領：

1、如果不是一定要外出，應避免在早上十點至下午二點外出，因為此時陽光中的紫外線最強，對肌膚的傷害也最大。若一定得在這個時間外出，可先擦上防曬乳液，並穿戴具有抗紫外線作用的帽子和衣服，也可以洋傘遮陽。

2、每次曝曬於陽光下，應及時使用防曬產品，而且需每隔二～三小時再擦一次。此外，即使在水中也一樣會曬傷，所以喜歡戲水或潛水的人，需使用防曬係數高且具防水效果的防曬品。

3、只要從事過戶外活動，無論日曬的程度如何，回家後應先將全身沖洗乾淨。先將身體用溫水淋溼後，抹上沐浴乳，接著用溫水將泡沫沖洗乾淨，再以冷水沖淋。用厚軟純棉材質的浴巾將身體擦乾，並擦上身體的護膚用品。若皮膚有發紅、腫痛的現象，可用毛巾包裹冰塊，敷在發熱的肌膚上，以減緩燥熱不舒服的感覺。

4、將西瓜皮冰敷在曬紅的皮膚上。西瓜皮含有天然的維生素C，可以鎮定、溫潤皮膚；蘆薈也具有同樣的效果，取出蘆薈中間的肉敷在肌膚上，不但有消炎作用，而且又具有涼快清爽的功用，可改善日曬後肌膚發紅的現象。

5、舒緩緊繃的身心。生活壓力會給肌膚帶來不適，長期處於壓力下的肌膚需要特別的照顧，可在夜晚聆聽輕鬆愉快的音樂，在大自然的樂聲中做好美白保養並淨化心靈，舒緩疲憊的身心。

6、不要攝取含有人工食品添加劑的食物。一個健康的人其內臟會維持正常代謝，讓黑色素順利排出。而食物中過多的人工添加劑會造成內臟的負擔，造成黑色素沉澱，形成黑斑、雀斑等。

7、並非所有皮膚對抗紫外線照射的程度都一樣。通常白皙皮膚的人要比深色皮膚的人，更加容易被陽光灼傷。應依據自己將在紫外線照射情況下以及停留時間的長短，來選擇相應防曬系數的防曬用品。

8、紫外線長期照射，除了會導致皮膚癌之外也會導致白內障或慢性眼炎，甚至眼角膜受損。其保護方法可戴上有紫外線濾鏡片的太陽眼鏡。眼部防曬用品和防曬化妝品也能減少眼睛四周受到陽光照射的傷害。

9、日曬前避免服用某些荷爾蒙藥物或糖精，因為在接觸紫外線後，這些成分會使皮膚黑色素加深。還有，日曬前最好避免用檸檬、芹菜、黃瓜等蔬菜敷臉，因為這些蔬果中的某些成分，很容易在陽光照射後導致皮膚發炎。

怎樣使皮膚長期保持彈性

阿拉伯有句諺語：「皮膚是青春或衰老的明鏡。」事實的確如此，一個肌膚潤澤充滿彈性的人，給人的印象是充滿青春的活力。

皮膚彈性的優劣，主要取決於皮膚內層組織的健康與否。皮膚內層聚集了血管、毛囊、末梢神經和皮脂腺，它們的生理活性決定了皮膚表層的狀態。

剛剛出生的嬰兒，其皮膚彈性猶如橡皮筋，即使用力拉，也能立刻恢復原形；隨著年齡的增長，皮膚彈性便自然降低。但如果我們注意以下幾點，則可延長皮膚保持彈性的時間，讓皺紋來得晚一些：

一、勿把臉埋在枕頭上睡覺

以免局部組織細胞受壓，破壞臉部肌肉紋路的均勻性。

二、減肥勿太快

體重驟然減輕後，皮膚細胞不會減少，易出現皮膚鬆弛，失去彈性。

三、不抽菸

抽菸會使臉部肌肉產生極不協調的拉扯，而造成眼角、唇邊形成深度的皺紋。抽菸時一吸一吐的動作，會使肌肉內層耗氧量劇增，導致組織缺氧，細胞早衰的現象。一個每日抽三支香菸的人，肌肉被拉扯的次數每年高達二萬次。這不知耗費了多少能量和氧氣，以及數以億萬計的皮膚細胞，因這種代謝紊亂而早夭。

四、慎用化妝品

因為人的皮膚呈弱酸性，而有些化妝品是鹼性的，使用之後，會破壞皮膚的天然結構和性能，甚至可能導致細菌的侵入，造成不必要的傷害，其惡果之一便是皮膚彈性消失。所以國際上已規定：化妝品說明書中不但要標明成分，還要註明pH值。

五、保持皮膚清潔

人到中年，皮膚的防禦功能會逐漸衰退，所以要避免過度的曝曬和刺激。洗臉要用清潔的溫水，水溫過熱易使皮膚乾燥、脫屑，也會使皮膚變得鬆弛，進而產生皺紋，但也要注意不要過度的使用磨砂膏去角質和深層去油的洗面乳來洗臉。

六、保持愉悅的心情

要想做到這一點，首先必須多運動，並注重疾病的預防。要合理的安排飲食，補充身體所缺乏的營養素，不抽菸，不飲酒，少吃刺激性食物，維持足夠的睡眠和休息時間，做到勞逸結合。同時，生活要規律，經常保持樂觀的情緒，不要動不動就怒火中燒，更不可讓毫無價值的痛苦困擾自己的身心。這樣，不僅可以減少、延緩，甚至可避免皮膚皺紋的出現，而且還可以使你健康地步入老年。

七、經常按摩

按摩能使血液循環良好，促進皮膚的新陳代謝，使皮膚消除疲勞，消除小皺紋，進而使皮膚更有彈性，更為年輕。但按摩不是做一兩次就能解決問題的，而是要持之以恆，每天晚上做一次，時間不用太長，只要三至五分鐘便可以了。按摩前要準備清潔霜、按摩霜、熱水、毛巾等。

方法：先把清潔霜均勻地擦在臉上，稍等片刻，再用面紙把清潔霜擦淨，然後用熱毛巾敷臉兩三次。挖出適量的按摩霜均勻地塗在臉上，即可進行按摩（每個部位約按五十下）。

①前額：用兩手的食指、中指、無名指，交替向上按摩。

②眼圍：眼睛周圍的皮膚是最薄的，所以按摩眼周時力道一定得非常輕，否則會產生皺紋。按摩時，只用中指的指腹，在上下眼皮，由內往外移動。

③鼻梁：用中指的指腹在鼻梁兩側上下按摩，按摩完後在鼻梁當中從上到下搓幾下。

④臉頰：用兩手的食指、中指、無名指從鼻旁向耳朵方向，斜著向上按。

⑤嘴周：先用兩手除大拇指外的四隻手指，交替從下巴往頸部向下按。然後兩手在頸部的左右部位向後按。這幾個步驟做完以後，再用熱毛巾稍稍敷一下臉，然後用毛巾把臉上剩下的按摩霜擦淨，最後擦上一層乳液即可。

常照鏡子有益健康

俄羅斯科學家發現，女性愛照鏡是有科學根據的，原來多照鏡子對身體健康好處多多。根據研究報告指出，任何物質和活的有機體，在外來輻射線的作用下，都會發出光、熱或是聲音。人在照鏡子時，透過鏡子反射而來的極低量輻射，對人的細胞、器官和身體將會產生影響，俄羅斯科學家利用實驗證明了這個道理。

科學家在三個試管中，分別加入等量的血液，然後用直角形狀的鏡子蓋住第一個試管，第二個試管則是放置在兩個上下相對的鏡子中間，第三個試管只用一面鏡子從上面蓋住，接著將三個試管置於黑暗的房間裡，一小時後從三個試管中各提抽出少量的血液進行測試。結果發現，透過鏡子反射的輻射，對血液的光學密度有影響，在輻射的作用下，身體內的水分子發生共振，導致血液的抗氧化功能以及血液中的活性提高，也就是提高了身體的生物功能活性。

改變不良的美容習慣

不良的美容習慣不但會傷害皮膚，而且還可能造成皮膚發紅、腫痛，甚至演變成嚴重的感染。

以下就是一些常見的不良美容習慣，值得愛美的女士和男士們留意。

一、用肥皂洗臉

臉部皮膚比較敏感，肥皂有可能過於刺激，會洗去天然油脂。應選用適合自己膚質的洗面乳洗臉，並輕輕拭乾。

二、以肥皂去除眼部的彩妝

眼睛周圍的皮膚非常脆弱，肥皂不但刺激性強，而且無法去除防水性的睫毛膏。應選擇眼部專用的卸妝油，以手指向下輕輕按摩的方式卸妝，以避免皺紋的產生。

三、用髒的手上妝、卸妝或洗臉

髒的手會散佈細菌，也會污染化妝品。上妝前應先洗淨雙手，或用化妝棉、粉撲等用具上妝。用擠壓式的化妝品亦能避免污染。最重要的是，絕不和別人共用化妝品，尤其是睫毛膏和唇膏。

四、常用手擠壓粉刺、青春痘

這種習慣很容易造成皮膚感染，留下疤痕，也會延長青春痘在臉上停留的時間。最好用吸油面紙去除臉上的油脂，眼鏡和臉部接觸的部分也應常用面紙擦淨，粉刺和青春痘可選用藥物來治療。

五、捨不得丟棄變質或過期的化妝品

化妝品和食品一樣，有一定的使用期限，受到污染也很容易變質。每半年清理一次化妝品，尤其是睫毛膏和液態眼線筆。蜜粉與粉餅類的可保存較久，但若出現異味或色澤改變，應立即丟棄。

六、使用不潔的化妝用具

未經清潔的海綿、腮紅刷、粉撲等會污染化妝品，並會使其變成黑色。應該每週用溫水和肥皂洗淨，放在通風處晾乾。髮梳也要經常清洗。

七、晚間不宜用過於滋潤的保養品

晚上「護膚」比白天更重要，因為在睡眠中人體的皮膚毛孔呈舒張狀態，就像綻開的花朵接受雨露一樣，更容易吸收保養品中的營養。晚間使用清爽保溼且親膚性較強的保養品，不僅易於皮膚吸收，而且不會堵塞毛孔，不會影響汗腺、皮脂腺的正常排泄和皮膚表層毛細血管的運行。

八、浴後十分鐘內不宜化妝

資料顯示，洗澡水的溫度和浴室內的溼度會使可以防止細菌入侵皮膚的酸鹼值改變。健康的皮膚在熱水浴後十分鐘內，酸鹼值變化最大，因此不宜在此刻化妝。

九、過度使用美白產品

許多女性都喜歡使用美白產品，其實，有些美白產品為了迎合女性想快速變白的心理，常添加一些有害皮膚的化學物質，如：無機汞鹽，雖然它能讓人在很短的時間內看到皮膚變白，但這種化學物質長時間與皮膚接觸，所產生的化學反應反而會使皮膚變得更黑，甚至無法回復到原來的膚色。因此要奉勸愛美的女性，在使用美白產品之前一定要慎選。

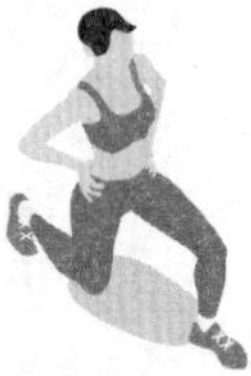

選用化妝品一定要謹慎

化妝品與藥物不同，藥品是直接起治療作用的，一般在治癒後即停藥，很少長期使用。而化妝品則是經常使用的，甚至要天天使用，是連續地直接地與皮膚接觸的。也因此化妝品必須是經過檢驗合格，對身體皮膚不能有任何傷害。

清潔霜或卸妝油是一種不含皂類的臉部清潔用品，它一般是從油脂中提取的脂肪酸和礦物油組成的乳劑，不會增加皮膚的負擔。

營養霜或乳液，除了含有純淨的高級脂肪醇等原料外，還含有一定數量的蛋白質、激素、維生素等天然營養素，具有延緩皮膚衰老的作用，對人體無害。

粉底霜的主要原料是從天然油脂中提取的，含有保濕性強的甘油、羊毛脂衍生物，對皮膚亦無害。

粉餅所用的原料多屬於無機性礦粉，含有少量脂肪酸皂和色素。各種粉料均具有一定的遮蓋力，能幫助皮膚抵抗紫外線，對皮膚無害。

眉筆和眼線的基質原料由蜂蠟、礦脂、可哥脂加入碳粉壓制而成，對人體較安全。

唇膏是用動植物油脂、蠟、羊毛脂和顏料製成的，對嘴唇有潤滑及防裂效果。化妝品中所用的色素，必須符合國家衛生標準，使用對皮膚無刺激性的原料，才不會使人體中毒。

儘管保養品和化妝品配製所用的原料，一般說來都是安全可靠的，但是有些人的皮膚仍是會對某些化妝品產生過敏現象。

為了確保安全，在換用不同廠牌的保養品和化妝品時，應先在自己皮膚上做一下過敏性試驗，在證實皮膚對此產品無過敏反應時方可使用。其具體作法是：在手腕內側塗上約一．五公分寬的保養品或化妝品，外覆蓋紗布或塑膠膜，經過十五至三十分鐘後除去覆蓋物，如塗抹處出現疹子或紅腫，即為過敏反應，這就表示不宜使用這種產品。

根據皮膚組織學、生理學的特點可知，選擇合適的保養品是極為重要的。選用適合自己膚質的產品，可以達到保護皮膚，使皮膚健美，毛髮光潤的作用；若是選用不當，往往會傷害皮膚，導致病變，如：皮膚皸裂、毛髮脫落、甚至受到感染引起皮膚發炎等。正確的使用一些護膚保養品，可保護皮膚不致乾裂，能防止細菌從皮膚侵入體內。如果使用鹼性過強的洗面乳（皂）、沐浴乳（皂）洗滌皮膚，就會降低皮膚表面的酸度，破壞油脂薄膜，使皮膚防禦能力減弱，細菌就會乘機侵入人體。

人體的腳底、手掌等角質較厚的部位是最容易發生皸裂的部位，尤其是嚴冬季節在戶外工作的人，皮膚常常會因乾燥、缺乏皮脂而皸裂。如果使用一些滋潤度強的護膚保養品，就能使皮膚減少水水蒸發，從而促使角質層軟化，使皮膚變得柔軟潤滑。但是，如果選用保養品不當，使用水溶性基質的保養品，則將導致皮膚水分繼續蒸發而加重皸裂。

為了維護皮膚的健康，選用保養品和化妝品時應看清其成份、商標、出廠時間以及包裝是否完整。不可隨便購買來路不明和未經檢驗的產品，否則將會對皮膚造成傷害。有些劣質的保養品和化妝品中，加有含雜質的凡士林、檀香油、檸檬油、佛手柑香油等光感物質。使用這類產品的人，在陽光的曝曬下會引起細胞的損傷，造成外源性光感性皮炎的炎症反應。

還有某些劣質的保養品和化妝品中，重金屬的含量過高（如：鉛、鉑、鎘、汞等），若長期使用，則會引起重金屬中毒。所以，在使用保養品和化妝品時，一定要根據自己的膚質，選擇合格的保養品和化妝品，否則對健康只有害而沒有益。

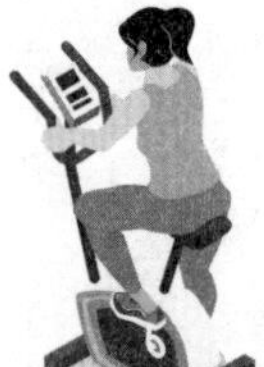

正確的使用唇膏

塗上唇膏可以使人整體的彩妝更加完美，也可以使人看起來更有精神，但如果使用不當則有損於身體健康。唇膏的主要成分是羊毛脂、蠟質、染料、香精等。羊毛脂是一種天然動物脂肪，含膽固醇、羊毛固醇和甘油脂，能滲入皮膚。染料和香精等成分更是複雜，這些物質均容易引起過敏反應，導致嘴唇乾裂、脫皮以及因色素沈澱而造成的唇色暗沉，影響了嘴唇的皮膚健康。約有十%的女性曾因擦口紅而引起過敏反應。

此外，長期又長時間的讓唇膏附著在嘴唇，還會殃及全身的健康。唇膏中的羊毛脂和蠟質都有較強的吸附性，會將環境中的塵埃、細菌、病毒及一些重金屬離子等有害物質吸附在口唇黏膜上，這不僅有可能引發過敏，而且這些附著在嘴唇的有害物質也會隨著人們喝水、進食而進入口中，被身體吸收，危害健康。

為了盡可能地將這種危害減輕至最低限度，使用唇膏時就注意以下幾點：

1、選用檢驗合格的唇膏，並注意有效期限。劣質唇膏往往本身就含有許多有害的化學成分，過期的唇膏也會變質，產生有害物質，一旦唇膏變質就應丟棄不可再使用。

2、唇膏應盡量少與外界接觸，使用後應立即將蓋子蓋回，不要暴露在空氣中也不要置放在溫度過高的地方，最好低溫保存。

3、使用唇膏後要徹底卸妝。一般在家中盡量不要塗抹唇膏，化妝外出回家後，一定要及時卸妝並用唇部專用卸妝油將唇膏卸淨，並以洗面乳清洗口唇，以防已沾上的有害物質進入口中。尤其是在用餐前一定要選用乾淨的面紙擦去唇膏，如果在外應酬，可在餐後再補妝。尤其要注意的是，大人不要給小女孩抹唇膏，因為小孩嘴唇黏膜柔嫩，易吸收有毒的物質。

睡覺前應仔細地卸妝

睡覺前一定要卸妝，再忙也不要忘了這道重要的程序。因為不卸妝易導致毛細孔阻塞，臉部油汙無法排出，而出現黑頭粉刺、皮膚發炎、造成皮膚老化的問題。

卸妝的方法很簡單，先選用適合自己膚質的卸妝油或卸妝乳液，將臉上的殘妝或油汙卸淨，再以洗面乳或洗面皂將臉清洗乾淨，並用質地柔軟的毛巾將臉上的水吸乾。

只用香皂洗臉，這種卸妝方法雖然簡便，但不易將油性底妝清洗乾淨，往往只能洗掉部份殘妝或油汙，也易破壞正常的皮脂膜。

使用卸妝油卸妝是最有效的方式。只要取少量卸妝油塗於臉部，用手指將其與臉上的彩妝充分混合，它會使臉上的化妝品全部「溶解」，接著我們再用面紙將臉擦淨。注意擦時不要過於用力，以免損傷皮膚。卸妝油（乳）與皮脂膜有相近的成分，對皮膚無刺激，用它卸妝不僅乾淨徹底，而且能給皮膚添上一層有效的保護膜，以對抗外界的傷害，補充皮膚失去的水分，恢復皮膚的彈性和自然光澤。有些卸妝產品在使用後，可不必用水清洗，只要用面紙將臉擦淨，再用化妝棉片沾上爽膚水擦拭、拍打臉部即可。

用洗面乳洗臉後要用清水將臉清洗乾淨，並在臉上水分未乾之前塗上乳液和護膚霜。卸妝時動作要輕，尤其對眼睛周圍的皮膚，最好使用眼部專用的卸妝油輕卸，避免損傷皮膚；並要輕閉眼睛，防止眼部彩妝進入眼內，引起結膜發炎。

眼睛對異物十分敏感，又非常「嬌氣」，許多對皮膚毫無刺激的化妝品，一旦入眼，都會引起不同程度的眼部損傷。為了防止彩妝品傷害皮膚，最重要的就是使用經檢驗合格，並適合自己膚質的彩妝用品。

適當的睡眠可以美化肌膚

睡眠時間不僅是一天中最珍貴的，而且對女性而言，也是美化肌膚的最佳時段。只要營養和水分充足，並且有充足的睡眠和平靜的心情，任何人都可以自此採擷無盡的青春泉源。美國生物醫療肌膚護理中心的專家，建議女性們以下列十個方法來做日常晚間睡眠時的肌膚護理。

1、室內濕度應控制得宜，空氣中含適度的水分才不會使肌膚太過乾燥。

2、以溫和的臉部專用卸妝乳（油）每晚臨睡前徹底清潔臉部，但不要過度的使用去角質磨砂膏或是收斂水，油性的皮膚例外。

3、臨睡前，將眼霜輕點在眼睛四周並由內往外輕按，使眼部肌膚得到滋養，以減緩皺紋的產生。

4、輕輕按摩臉部，從臉中心往四周做螺旋狀按摩，可以加速臉部的新陳代謝。

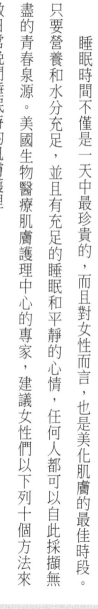

5、使用溫和的滋潤保養品，如：精華液、乳液和夜晚專用面霜。這一類的滋潤保養品含有特殊的滋養成分，可以直接滲透過肌膚的表層，以加強真皮水分保留的功能，進而達到防止肌膚乾燥延緩皺紋的生成。

6、睡前做溫和的伸展運動，可以使血液均勻的分佈到全身，促進肌膚的更新。

7、睡前盡量不要吃東西，否則大部分的血液會集中到胃部，不會用來促進肌膚更新。

8、睡覺時可使用一個厚的柔軟枕頭，如此可以防止水分聚積在眼睛四周，而且地心引力會將水分自眼睛處帶離其他部位。

9、不要把頭埋在枕頭裡睡覺，這會妨礙臉部皮膚的呼吸，造成臉部積水或是起皺褶的現象。

10、睡眠不宜太多，過多的睡眠如同睡眠不足，特別是會使眼睛四周顯現出疲倦的神態。

TALENT TOOL

大大的享受拓展視野的好選擇

大拓 Talent TooL

永續圖書線上購物網
www.foreverbooks.com.tw

謝謝您購買 **規律的生活習慣，健康的幸福人生** 這本書！

即日起，詳細填寫本卡各欄，對折免貼郵票寄回，我們每月將抽出一百名回函讀者寄出精美禮物，並享有生日當月購書優惠！

想知道更多更即時的消息，歡迎加入"永續圖書粉絲團"

您也可以利用以下傳真或是掃描圖檔寄回本公司信箱，謝謝。

傳真電話：（02）8647-3660　　信箱：yungjiuh@ms45.hinet.net

☺ 姓名：　　□男　□女　　□單身　□已婚

☺ 生日：　　□非會員　　□已是會員

☺ E-Mail：　　電話：（　）

☺ 地址：

☺ 學歷：□高中及以下　□專科或大學　□研究所以上　□其他

☺ 職業：□學生　□資訊　□製造　□行銷　□服務　□金融
□傳播　□公教　□軍警　□自由　□家管　□其他

☺ 您購買此書的原因：□書名　□作者　□內容　□封面　□其他

☺ 您購買此書地點：　　金額：

☺ 建議改進：□內容　□封面　□版面設計　□其他

您的建議：